福建民国时期中医学校教材丛刊

——莆田国医专科学校卷·第一册

总 主 编　李灿东　苏友新
执行主编　陈　莘　王尊旺　陈建群

全国百佳图书出版单位
中国中医药出版社
·北 京·

本册目录

莆田國医專科学校講義

温病

（一册）

民國三十四年五月重訂

《温病》引言

《温病》为莆田国医专科学校教材之一，刘宝森编，全4册。

本讲义主要选录历代温病文献汇编而成，分为四个部分：首录《黄帝内经》《难经》乃至近代名家之温病概说，其次将温病分为新感温病、伏气温病、传化温病，分别罗列名家治验。新感温病篇下列仲景外感热病证治、叶香岩外感温热证治、陈平伯外感温病证治、时逸人新感春温证治、时逸人新感风温证治、时逸人新感暑温证治、郭志道外感冬温证治。伏气温病篇下列内经伏气温热论、仲景伏气温病证治、仲景伏气热病论、时逸人伏气春温证治、时逸人伏气风温证治、时逸人伏气暑温证治、戴北山伏气温热证治。传化温病篇主要节录章巨膺《温病辨惑》原文。

刘氏对温病学的分类中，新感温病和伏气温病是中医学常见的概念，传化温病是刘氏首次提出的新概念。这一概念实是刘氏针对章巨膺《温病辨惑》的观点概括而成。对于伤寒和温病之间的关系，章巨膺盛赞清代名医陆九芝“伤寒传入阳明遂成温病之说”，提出“所谓温病皆从伤寒来者，盖以伤寒为温病之初，温病为伤寒之既”。这种观点在民国时期不乏支持者，如张锡纯亦曾提出“伤寒与温病，始异而终同”，近代医家万友生在此基础上提出了“寒温统一论”。章氏在《温热辨惑》中对叶天士、吴鞠通极力攻排，文笔犀利，措辞激烈，刘氏在编撰教材时对章氏的观点未必完全赞同，但是认为其“理解较新”，故专辟一章为“传化温病”，目的在于“扩学者眼界”，体现了一个教材编撰者兼收并蓄的胸襟。

温病學讀本小言

劉柏丞

我國醫學淵源。攷自唐宋以前。其學說均根據於內經難經及金匱傷寒論。玄妙精深之哲理。至温病症候則奧义概括於難經五傷寒之內。故之精者。屆自宋雖在後學之得其環中。無難超乎象外。迨金元以降。風氣時多更變。人羣之體質。亦即難保其故常。致令病熱者較多病寒。因將温病劃出於傷寒之外。由是而温病遂獨樹一幟。以别闢徑途。由是而温病之學說。至後愈以多混亂矣。然當其時名醫輩出。類能即經典精探秘鑰。獨得真詮。代著專書。諄諄然曲為指導病理。歷加解釋。治法亦極詳明。乃自有一二爭尚新奇者。輒非薄乎前人。鄙食古之不化。師心自用。武斷是非。未免使氣矜才。互相黨同伐異。究之泥古者牽文拘义。信難融會以貫通。孟浪者氣躁心浮。徒以攻擊為能事。似均未窺堂奧。空附門牆。祇圖競鬭舌鋒。詎真恰中目的。竊以羣言淆亂衷於聖。有識者尚不惑於衆訟之紛紜也。本校對於温病一科經定課程為第三學期之科學。拙於此科。夙曾涉獵。僅屬淺嘗。何是何非。難誇定鑒。或取或舍。漫握平衡。主講原屬濫竽。課本適多潦草。亦摭拾各家學説。求其不悖乎經旨。且稍足為留神者。集腋成裘。聊藉應付而已。至其所以認定方針。資為明鑒者。是在善學之妙得會通焉可也。

民國乙亥秋七月柏丞附誌于阮壺書室

温病學讀本

柏丞選録

緒言

古今來各種學説。比之花樣文章。或競騁詞義。或獨標理解。各是其是。暢所欲言。甚且門戶分歧。互相攻訐。非特醫學家然也。茲於温病一科。手自編輯。化門戶之見。樹正鵠之方。首采時覺所採集古今温病之概説。繼則根本内經難經及傷寒論之奥旨。定為新感伏氣傳化三大綱。各經搜羅名家精言治法。臚列各成一篇。稍覺爽若列眉。便於寓目。學之者藉資考深造者、據。自得師承。如欲求其美備而詳明者。應廣購各種温病專書讀之。以充腹笥。

古今温病之概說

内經之温病觀　生氣通天論曰。冬傷於寒。春必病温。金匱真言論曰。夫精者身之本也。故藏於精者春不病温。

此即内經謂冬傷於寒、冬不藏精、認為温病之原因、論疾診尺篇云。尺膚熱甚。脉盛躁者。病温也。　評熱病論云。帝曰。有病温者。汗出輒復熱。而脉躁疾。不為汗衰。狂言不能食。名為何。岐伯曰。名陰陽交。交者死也。

玉版論要曰。病溫虛甚死。

此即內經論溫病之脉證及其危證。

熱論篇云。凡病傷寒而成溫者。先夏至日為病溫。後夏至為病暑。

此即內經論病溫與病暑。其分別之要點。僅在時令耳。

熱論篇云。今夫熱病者。皆傷寒之類也。

此是內經所謂熱病皆傷寒之類。如前所引凡病寒而成温一段。乃由傷寒可成為温也。

難經之温病觀　難經五十八難曰。傷寒有幾。其脉有變否。然。傷寒有五。有中風、有傷寒、有濕温、有熱病、有温病、其所苦各不同。中風之脉。陽浮而滑。陰濡而弱。傷寒之脉。陰陽俱盛而緊濇。濕温之脉。陽濡而弱。陰小而急。熱病之脉。陰陽俱浮。浮之而滑。沉之散濇。温病之脉。行在諸經。不知何經之動也。各隨其經所在而取之。

此即難經論傷寒之種類與脉象也。難經之傷寒。

其一為總名。其一為分證。傷寒熱病溫病。皆為分證。同隸於傷寒之下。其界限較內經為明晰。其意義亦稍有變更。難經中之中風為熱性病。又別出一濕溫。為內經所無也。

仲景之溫病觀　傷寒云。太陽病發熱而渴不惡寒者為溫病。若發汗已。身灼熱者。名曰風溫。風溫為病脈陰陽俱浮。自汗出。身重多眠睡。鼻息必鼾。語言難出。若被下者。小便不利。直視失溲。若被火者。微發黃色。劇則如驚癇。時瘛瘲。若火熏之。一逆尚引日。再逆促其命。

此仲景之溫病。為太陽病之一。與中風及狹義傷寒。同隸於廣義傷寒之下此與難經五十八難相類。內經之巨陽。是否包含中風傷寒溫病。無明文可徵。仲景之風溫。為內難所無。而難經之濕溫則仲景之所闕。後人以痙濕暍之濕。當濕溫。則仲景未明言。

王叔和之溫病觀　王氏傷寒例曰。冬令嚴寒。中而即病者名曰傷寒。不即病而伏藏於肌膚。至春變為温病。至夏變為熱病。熱病者。熱極重於温也。是以辛苦之人。春夏多温熱病。皆由冬時觸寒所致。非時行之氣也。若更感異氣變為他病者。當依兩感症病而治之。如脈陰陽俱盛。重感於寒者。變為温瘧。陽脈浮滑。陰脈濡弱。更遇於風。變為風温。陽脈洪數。陰脈實大。更遇温熱。變為温毒。温毒為毒之最重也。陽脈濡弱。陰脈弦緊。更遇温氣。變為温疫。陽脈濡弱。陰脈弦緊。更遇瘟氣。變為温疫。脈之變證。方治如法。（論脈處從難經篇出）

此叔和以冬令嚴寒。中不即病。伏藏肌膚。至春變為温病者。即內經之冬傷於寒。春必病温。為後世伏氣温病說之祖。叔和之說。則較內經為詳明。叔和所說之病。有傷寒、温病、熱病、温瘧、風温、温毒、温疫七種。此七種病。平列而不相統。與難經仲景有異。傷寒温病熱病三者。其原因皆由於寒。惟傷寒為中而即病。温病熱病則非中而即病耳。

巢元方之温病觀　巢氏病源第十卷温病候曰。經言春氣温和。夏氣暑熱。秋氣清涼。冬氣冰寒。此四時正氣之序也。冬時嚴寒。萬類深藏。君子固密。則不傷於寒。觸冒之者。乃為傷寒耳。其傷於四時之氣。皆能為病。而以傷寒為毒者。以其最為殺厲之氣也。即病者為傷寒。不即病者。為寒毒藏於肌骨中。至春變為溫病。是以辛苦之人。春夏必有溫病者。皆由其冬時觸冒之所致也。

此段為巢氏轉引叔和之言。而辭皆刪略。

又曰。凡病傷寒而成溫者。先夏至日為病溫。後夏至日為病暑。冬復有非節之暖。名為冬溫之毒。與傷寒大異也。有病温者。汗出輒復熱。病不爲汗衰。狂言不能食。病名爲何也。曰。病名陰陽交。交者死。人所以汗出者。皆生於穀。穀生於精。今邪氣交爭於骨肉之間而得汗者。是邪却而精勝。精勝則當食而不復熱。熱者邪氣也。汗者精氣也。今汗出而輒復熱者。是邪勝也。汗出而脉尚躁盛者死。今脉不與汗相應。此不稱其病也。其死明矣。狂言者是失志。失志者死。今見三死不見一生。雖愈必死。凡皮膚熱甚。脉盛躁者。病温也。其脉盛而滑者。汗者且出也。且温病人二三日身軀熱。

脉疾頭痛。食飲如故。脉直疾八日死。四五日頭痛。脉疾喜吐。脉來細十二日死。此病不治。八九日脉不疾。身不痛。目不赤。色不變而反利。脉來牒牒。按不彈手。時大。心下堅。十七日死。病三四日以下。不得汗。脉大疾者生。脉細小難得者。死不治也。下利。腹中痛甚者死不治。

此節為巢氏雜引内經熱論篇評熱病篇論疾診尺篇等。而文字略有變易耳。

孫真人之溫病觀　千金方卷十有治溫病方十首。

錄其七。

一治肝腑臟温病。陰陽毒。頸背双筋牽。先寒後熱。腰強急縮。目中生花方。

二治肝腑臟温病。陰陽毒。先寒後熱。頸筋攣牽。面目赤黄。身中強直方。

三治心腑臟温病。陰陽毒。戰掉不安驚動方。

四治脾腑臟温病。陰陽毒。頭重頸直。皮肉痺。結核隆起方。

五治肺腑臟温病。陰陽毒。咳嗽連續聲不絶。嘔逆方。

六治腎腑臟溫病身面如刺腰中欲折熱毒內傷方

以治溫毒攻胃下黃赤汁及爛肉汁赤滯下伏氣腹痛諸熱毒方。

以上即孫真人治溫病方。千金方溫病不立專門。附於傷寒之內。其意以溫病與傷寒為同類也。五臟溫病。為前此所未見。僅內經熱論篇有五臟熱病。然病狀不同。千金每病下係以陰陽毒三字。亦奇特。

王燾之溫病類　王氏外臺秘要卷四溫病門。溫毒病——深師療温毒病。及吐下後有餘熱湯方。

温熱病——古今録驗知母解肌湯。療温熱病頭痛骨肉煩疼口燥心悶者。

温毒發斑——刪繁療肺腑臟熱暴熱方。

冬温——小品葛根桔皮湯。療冬温未即病。至春被積寒所折不得發。至夏得熱。其春寒解。冬温毒治發出肌中斑爛隱疹如錦文。壯熱而咳。心悶嘔但吐清汁。宜服此湯則靜方。又古今録驗黄連橘皮湯。治症亦同葛根桔皮湯。

此王氏温病治方。其論温病亦以巢源為依歸。

朱肱之温病觀　類證活人書云。夏至以前發熱惡寒。頭疼身痛。其脈浮緊者。此名温病也。病由冬傷於寒。伏至夏至以前發爲温病。蓋因春温暖之氣而發也……脈尺寸俱浮。頭疼身熱。常自汗出。體重。其息必喘。四肢不收。默默但欲眠。此名風温也。其人素傷於風。因復傷於熱。風熱相薄。即發風温。治在少陰厥陰。不可發汗……兩脛逆冷。胸腹滿。多汗。頭目痛。若妄言。此名濕温病。由濕熱相薄。則發濕温。治在太陰不可發汗。白虎加蒼术湯主之……初春病人肌肉發斑瘢疹如錦紋。而咳。心悶。但嘔清汁。此名温毒也。温毒發斑者。冬時觸冒疹毒。至春始發。病初在表。或已發汗吐下。而表證未罷。毒氣不散。故發斑。、、、病人先熱後寒。尺寸脈俱盛。此名温瘧也。白虎加桂枝湯主之。、、、夏月發熱惡寒。頭疼。身體肢節痛重。其脈洪盛。此名熱病也。病由冬傷於寒。因暑氣而發。爲熱病。治法桂枝石羔湯主之。梔子升麻湯亦可選用。

此朱氏所論温病熱病等。其證狀雖略異。至發病之原因。仍根本於内經金匱諸書之意。

李東垣之温病觀　此事難知云。冬傷於寒。春必温病。蓋因房室勞傷與辛苦之人。腠理開泄。少陰不藏。腎水涸竭而得之。無水則春無以發生。故為温病。至長夏之時。時强木長。因絶水之源。無以滋化。故為大熱病也。是以春為温病。夏為熱病。長夏為大熱病而變隨乎時而已。

此事難知。為東垣口義弟子王好古記。其云房室勞傷。本於内經。腠理開泄。本於叔和。後人謂伏邪潛於少陰。東垣則謂少陰不藏。腎水涸竭。尚未以少陰為潛邪之所。東垣以長夏為大熱病。蓋推洪而得。

張寄岐之溫病觀　張氏曰傷寒汗下不愈而過經其證尚在而不除者。亦溫病也。經曰溫病之脈行在裏經不知何經之動。隨其經之所在而取之。如太陽病汗下後過經不愈。診得尺寸俱大者。陽明溫病也。如胸脇痛汗下後過經不愈。診得尺寸俱強者。少陽溫病也。如腹滿嗌乾過經不愈。診得尺寸俱沉細者。太陰溫病也。如口燥舌乾而渴。過經不愈。診得尺寸俱沉者少陰温病也。如頭滿發痛過經不解者尺寸俱微緩者厥陰温病也。隨其經取之。隨其證治之。如發斑乃温毒也。

此張雲岐以傷寒過經不解者為温病也。

王安道之温病觀。傷寒立法考曰夫傷於寒有即病者焉。有不即病者焉。即病者發於所感之時。不即病者過時而發於春夏也。即病謂之傷寒。不即病謂之温與暑。夫傷寒温暑其類雖殊。其所受之原則不殊也。由其原之不殊。故一以傷寒為稱。由其類之殊。

故施治不得以相混。⋮⋮又傷寒温病熱病說云。凡温病熱病。若無重感表證。雖間見。而裏病為多。故少有不渴者。斯時也。法當治裏熱為主。而解表兼之。亦有治裏而表自解者。余每見世人治温熱病。雖誤攻其裏。亦無大害。誤發其表。變不可言。此是以明其熱之自內達外矣。

此汪安道謂温病之熱。自內達外一語。影響於温病之治療思想者至深且鉅。

汪石山之温病觀　汪氏證治要訣云。温與熱有輕

重之分•故仲景云•若遇溫氣•則為溫病•更遇溫熱•則
為溫毒•熱比溫為尤重故也•苟但冬傷於寒•至春而
發•不感異氣•名曰溫病•病稍輕•溫病未已•更遇溫氣•
變為溫毒•亦可名曰溫病•病較重•此伏氣之溫病也•
又有不因冬月傷寒而病溫者•此特春溫之氣•可名
曰春溫•如冬之傷寒•秋之傷濕•夏之中暑相同•此新
感之溫病也•以此觀之•是春之病溫有三種不同•有
冬傷於寒•至春發為溫病者•有溫病未已•更遇溫氣•
則為溫病•與重感溫氣相雜而為溫病•有不因冬傷

於寒。不因更遇温氣。只於春時感春温之氣而病者。若此三者。皆可名為温病。不必各立名色。秖要辨其病源之不同而已。

此汪氏論温病。分伏氣與新感兩種。為前此醫家所未道。至若遇温氣則為温病。是叔和傷寒例之文。非仲景語也。

趙獻可之温病觀　醫貫云。夫傷寒二字。蓋冬時嚴寒。而成殺厲之氣。觸冒之而即病者。名正傷寒。不即發者。寒毒藏於肌膚。至春變為温病。至夏變為熱病。

熱病即暑病，熱極似重於溫也。然爲溫，即不得復言寒。不惡寒而渴者是也。受病之原雖同，所發之時則異。且余有一法，清申之。經曰：不惡寒而渴者爲溫病。不惡寒則知表無寒邪，曰渴則其腎水枯乾。蓋其人素有火，冬時冒寒，雖傷而不甚，惟有火在內，寒亦不能深入，所以不即發，而寒氣藏伏肌膚，自冬至三四月之久，火爲寒鬱於中亦久，將腎水熬煎枯竭，至此時強木旺，無以滋潤發生，故發熱而渴，非有所感冒也。海藏謂新邪換出舊邪，非也。

温病學

此趙氏論治溫病。歸之於腎水枯乾。因其學本於薛己。治病以六味八味。滋水補腎為主故也。

陶節菴之溫病觀　陶氏曰。春分後。夏至前。不惡寒而渴者為溫病。用辛涼之藥。微發汗。急證見者。用寒涼之藥急攻下。切不可誤汗誤下。當須識此。表證不與正傷寒同治。裏證同。夏至後。有頭疼發熱。不惡寒而渴者為溫病。愈加熱者為熱病。只用辛涼之藥解肌。不宜大汗。裏證見。急攻下。表證不與正傷寒同治。裏證同。立秋後霜降前。有頭痛發熱不惡寒。身體

痛小便短者宜引孔用辛[illegible]
見者宜攻下。表證不與正傷寒同。
此陶氏之治溫病。謂當以辛涼之藥微解肌。不可
大發汗。裏證見者宜攻下。即溫病下不厭早之意。
王肯堂之溫病觀　傷寒準繩云。從立春節後。其中
無暴大寒。又不冰雪。而有人壯熱為病者。此屬春時
陽氣發於外。冬時伏寒。變為溫病。按活人所云溫病
有二。其用升麻解肌湯者。乃正傷寒太陽證惡寒而
不渴者。特以其發於溫暖之時。故謂之溫病。爾其用

竹葉石膏湯者。不仲景所謂渴不惡寒之溫病也。然須細别。勿令誤也。然不惡寒而渴之溫病四時皆有之。不獨春時而已。若冬傷於寒至夏而變爲熱病者。此則過時而發。自內達表之病。所謂晚發是也。又非暴中暑熱新病之可比。但新中者病脉虛。晚發者病脉盛。

此王氏論溫病。分爲伏寒與四時皆有兩種治法

宗活人書。

方廣之溫病觀　丹溪心法附餘。爲溫熱之病[illegible]也

秋冬之時。外感風寒，內傷飲食。其時天氣收藏，不能即發，以致氣血怫鬱，變成積熱。至春夏之際，又因外感，內傷觸動積熱。其時天氣升浮，故能發出。其熱自內達外。且以論病傷寒、傷風與伏氣溫病熱三者言之。傷寒傷風則身熱有汗惡風，二者皆邪自外入，故表病裏和，鼻塞而口不渴。溫熱則邪自內出，故身熱，或有汗，或無汗，鼻不塞而口渴也。傷寒傷風循經而入，以漸而深，故治法要分三陽三陰，清切表裏寒熱虛實，明白方可施治，不可一毫而必差也。溫熱

溫病學　　十六

之邪。自内而出。不過發攻表中裏三者之熱而已。何難之有哉。

此方廣論温病。謂有積熱。為風寒所變成。而趙獻可論温熱。則謂有鬱火為人體所自有。蓋相類而不相同。

喻嘉言之温病觀　喻氏曰。春温之證。内經云。冬傷於寒。春必病温。此論温起之大原也。傷寒論云。太陽病發熱而渴。不惡寒者。為温病。若發汗已。身灼熱者名曰風温。風温為病。(中略)再逆促命期。此論温成之大勢也。仲景以冬不藏精之温。名曰風温。其脈陰陽俱浮。正謂少陰腎與太陽膀胱。一臟一腑。同時病發。所以脈俱浮也。發汗後身反灼熱。自汗出。身重多睡眠。鼻息必鼾。語言難出。一一盡顯少陰本證。則不可從太陽為治。

此喻嘉言論温病。以仲景之風温。為內經冬傷於寒。冬不藏精之温。其治法當從少陰。別有温病論三篇。即將冬傷於寒。春必病温。一例為上篇。以冬不藏精。春必病温。一例為中篇。以既冬傷於寒。又

温病學

十七

冬不藏精。至春月同時病發一例爲下篇。終不外傷寒三陰三陽之法例也。

張石頑之温病觀　張氏曰黄芩湯温病之主方。此張氏以黄芩湯爲温病主方。係脫胎喻氏温病。由血分發出氣分之説也。

周揚俊之温病觀。　周氏曰伏氣之温。雖由冬日然安保風之傷人。不在伏氣將發未發之時乎。故兼外感者。必先頭痛或惡寒而後熱不已。此新邪引出舊邪也。

此周氏論温病。係推廣俞氏意。以為寒氣内伏鬱久而發自成熱矣。又新邪引出舊邪者。即王安道所謂重感表證也。

葉天士之温病觀　葉氏云。風温入肺。……近日風温上受。肺受熱灼。……温邪上受。内入乎肺。……此口鼻吸入温邪。先干乎肺。……暑濕傷風。肺先受病。……暑必挾濕。……鼻吸而受。必先犯肺。……温邪逆傳膻中。……吸上温邪。鼻通肺絡。逆傳心胞絡中。振動君主。……初病伏暑。傷於氣分。微熱渴飲。邪犯

十八

[illegible]

肺。失治邪張。逆走膻中……熱邪内逼。氣分阻閉。當治肺經。倘傳膻中。必致昏厥……口鼻吸入穢濁。自肺系漸入心包絡。

此葉氏論温病。以温邪上受。首先犯肺。逆傳心包十二字。為外感温病之綱領。

薛生白之温病觀　薛氏註醫經原旨卷一。冬傷於寒。春必病温。節謂冬傷於寒者。以類相求。其氣入腎。其寒侵骨。其即病者。為直中陰經之傷寒。不即病者。至春夏。則陽氣發越。營氣漸虛。所藏寒毒。為外邪喚

伤寒与温病之别

出名為溫病。所藏者少陰。所合者太陽。與少陰為表
裏也。所發者少陽。所病者寒熱。由內出外而來及於
表也……卷二。因於寒。體若燔炭。汗出而散。節謂感
寒邪則發熱。得汗而解。南人曰傷寒。北人曰熱病。其
所感陰陽。虛實。經絡。臟腑。即病不即病。傳變不傳變。
惟仲景書另為聖經。所當玩索者也……卷五註止
言足經不言手經者。以傷寒為表邪。欲求外症。但當
察於周身。而周身上下脈絡。惟足六經盡之矣。手經
無能徧也……凡病傷寒而成溫者。先夏至日為病

温。後夏至日為病暑節。謂寒邪中人。而成温病。暑病者。其在時則以夏至前後言。在病則以熱之微甚言。故凡温病暑病皆傷寒也。

此歸氏於醫經原旨註解所論之温病也。

吳鞠通之温病觀　吳氏温病條辨。大意謂温病從口鼻入。治在手太陰肺。

此吳氏論温病從口鼻入。治在手太陰。乃本葉氏之意。惟症治劃分三焦。而所列温病大綱凡九。則與天士不同。

寒熱　二問汗　三問頭身
四問胸　五問飲食　六
便　七聾　八渴
病半便　九問舊病
問病

章虛谷之温病觀　章氏曰夫經論伏邪爲病四時
皆有惟温病則有内伏而發外者有外感虛風賊邪。
隨時氣而成温病者。其由内伏發外者。又有虛實兩
證。如經所云冬傷於寒春必病温是冬寒伏於少陰
鬱而化熱乘春陽氣上升而外發者爲實證如云冬
不藏精春發温病者爲虛證也仲景所論内發之温
病亦有虛實之别非止十餘條而劉寄論熱病頗詳
温暑即爲熱病。故節録其要者。次於仲景條後。即證
其義理焉。若外感温病。近世葉天士論之辨明源流。

温病學

七十

而與傷寒不同。亦與內發之溫病各別。故錄其語附後。學者苟能潛心體會。則時邪與伏氣源流已晰。庶不至牽混誤治也。

此章氏所論溫病之旨。載在棒喝二集。其文繁多。特摘其要義而已。

王孟英之溫病觀　王氏溫熱經緯自序云。天有四時五行。以生長收藏。以生寒暑燥濕風。夫此五氣原以化生萬物。而人或感之為病者。非天氣有偶偏。即人氣有未和也。難經云。傷寒有五。有中風。有傷寒。有濕温。有熱病。有温病。此五氣感人。古人皆謂之傷寒。故仲聖著論亦以傷寒統之。而條分中風傷寒温病濕暍五者之證治。與內經難經淵源一轍。法雖未盡。名此倫爲。陰符經云。天有五賊。見之者昌。後賢不見。遂至議論愈多。至理愈晦。或以傷寒爲温熱。或以温熱爲傷寒。或併疫於風温。或併風温於疫。或不知有伏氣爲病。或不知有外感之温。甚至并暑暍二字而不識。良可慨矣。

此王氏自序於經緯卷首。祇閱其序。自知其論温濕温。有熱病。有温病。此五氣感人。古人皆謂之傷寒。故仲聖著論亦以傷寒統之。而條分中風傷寒温病濕暍五者之證治。與內經難經淵源一轍。法雖未盡。名悉備。爲陰符經云。天有五賊。見之者昌。後賢不見。遂至議論愈多。至理愈晦。或以傷寒爲温熱。或以温熱爲傷寒。或併疫於風温。或併風温於疫。或不知有伏氣爲病。或不知有外感之温。甚至并暑暍二字而不識。良可慨矣。

此王氏自序於經緯卷首。祇閱其序。自知其論温

温病學

病之旨。

陶節菴之温病觀　陶氏謂内經冬不藏精春必病温之語。乃就近指點。總見裏虛者表不固一切時邪皆易感受。學者可因此而悟及四時六氣之為病矣。此陶氏論温病之意。以為温病無所謂伏邪。槩有四時六氣之感耳。

柳寶詒之温病觀　柳氏曰。冬令受寒。隨時而發者為傷寒。鬱久而發者為温病。就温病言。亦有兩證。有隨時感受之温邪。如葉香岩吳鞠通所論是也。有伏氣內發之温邪。即內經所論者是也……所列六經形證。（內經熱論篇）傷寒與温病初無二義。……伏温之病隨經可發。（或由三陽而出。或膀胱最重者。熱不外出而內陷於手足厥陰。或腎氣虛不能託邪而播結於少陰。）

此柳氏所論伏氣外感之義。亦無創見。謂六經形證傷寒與温病不殊。是其特異處。

戴北山之温病觀　戴氏謂温疫（從原文）一證。歷代名哲具有成方。惟無專書。吳又可先生始著古今。

融以心得，著時行瘟疫一論，真可謂獨闢鴻濛，揆其書具在，而時賢有未見而不用其法者，或雖見而不能信者。不揣固陋，而取吳子之原本，或註釋，或增訂，或刪改，意在辨瘟疫之體異於傷寒，而尤慎辨於見證之始。開卷先列辨氣、辨色、辨舌、辨神、辨脈五條，使閱者一見瞭然，則吳子之書人人可用云云。

此戴氏著廣瘟疫論中所載。陸氏謂所論實為溫病，因改題瘟疫為溫熱也。

陸九芝之溫病觀。　陸氏曰：余既取難經傷寒有五之義明仲景撰用難經之意凡溫熱之治即當求諸傷寒之論者無疑義矣而其二曰傷寒與四曰熱病五曰溫病則傷寒自是傷寒溫熱自是溫熱正有不可不辨者而余謂此亦易辨也何以辨之則仍辨以傷寒論太陽陽明兩經之證以經言之太陽在外陽明在内以證言之太陽為表陽明為裏傷寒由表入裏其始僅為太陽證溫熱由裏出表其始即為陽明證苟非能識傷寒何由而識溫病苟非能識傷寒之治何由能識溫熱之治人苟於太陽陽明之部位既能從兩經歷歷辨之再勘定其人之所病或僅在於太陽或已在於陽

明。而寒與溫之分途劃然而不爽。故必能識傷寒而後能識溫病也。

此陸氏論溫熱在識傷寒方能識溫熱之意也。

綜核各家論說殊途總覺同歸。大抵本心得以闡明。自多卓見。其意旨殆不外認明熱乃寒之化。溫為熱之輕。至有指定溫病為新感。為伏氣。為傳化者。實即視外邪觸受之深淺。遂致發生病症之遲速。且表現狀態之重輕。此因症候以定名。仍宜推原以究本。學者能確認溫病之原因所在。庶各家論說不難善為折衷也。

新感温病篇

温病一科。查各处医校教本。於此科多採取温热经纬一书。即以其所论温热。为时所趋尚。似犹难据矩矱。兹仍摘录其原文。并慎选各家关于温病夹带时邪之论治。乃依据伤寒论中太阳中热身热而渴之意旨。以之集成为新感温病篇。俾得於温病专门知所辨别。

编者

第一章 仲景外感热病證治

太陽中熱者。暍是也。其人汗出惡寒。身熱而渴也。

王安道曰。暑熱者。夏之令也。大行於天地之間。人受傷而為病。名曰中暑。亦曰中熱。一也。趙以德曰。汗出惡寒。身熱而不渴者。中風也。渴者。中暍也。

徐洄溪曰。凡汗出多之病。無不惡寒者。以其惡寒汗出。而誤認為寒。妄用熱劑。則立危矣。何報之曰。汗大泄不止亡陽。且令腎水竭絕。津液內枯。是謂亡陰。急當滋水之上源。三伏之義。為金受囚也。金遇丙丁。失其清肅。而壬水絕於巳。癸水絕於午西北之寒。清絕矣。前人有謂夏月宜補者。乃補天元之真氣。非補熱火也。今人夏食寒是也。王士雄曰。內經云。在天為熱。在地為火。其性為暑。又云。歲火太過。炎暑流行。蓋暑為日氣。其字從日。曰炎暑。曰酷暑。皆指烈日之氣而言也。夏至後有小暑大暑。冬至後有小寒大寒。是暑即熱也。寒即冷也。暑為陽氣。寒為陰氣。乃天地間顯然易知之事。並無深微難測之事。而從來歧說偏多。豈不可笑。更有調停其說者。強分動得靜得為陰陽。夫動靜

溫病學

惟人。豈能使天上之暑氣隨人而判別乎。況內經
有陰居避暑之文。武王有樾蔭暍人之事。仲景以
白虎湯為熱病主方。同條共貫。理益彰彰。何後賢
之不察。而好為聚訟。以紊道。深文以晦道耶。若謂
暑必兼濕。則亢旱之年。濕能必得。況兼濕者何獨
暑哉。蓋濕無定位。分旺四季。風濕寒濕。無不可兼。
惟夏季之土為獨盛。故熱濕多於寒濕。然暑字從
日。日為天氣。濕字從土。土為地氣。霄壤不同。雖可
合而為病。究不可謂暑中原有濕也。

傷寒脉浮滑。此表有熱裏有寒。白虎湯主之。　王三陽曰。經文寒字當作邪字解。亦熱也。　魏念庭曰。此裏尚為經絡之裏。非臟腑之裏也。　王士雄曰。楊素園大令云。此條寒字。諸家所辨未能妥帖。徐君亞枝謂當作痰字解。於義較協。余謂徐君此解。可稱千古隻眼。夫本論無痰字。如濕家胃中有寒之寒字。亦作痰字解。蓋痰本作淡。會意二火搏水水成痰也。彼濕家火微濕盛。雖渴而不能飲。是為濕痰。此陽病火盛。鑠液脉既滑矣。主以白虎湯則渴欲飲水不知。是為熱痰。凡痰因火動。脉至滑實。
而口渴欲飲者。即可以白虎湯治之。況暍病乎。
傷寒脉滑而厥者。裏有熱也。白虎湯主之　張路玉
曰。滑陽脉也。故其厥為陽厥。裏熱鬱熾。所以其外
反惡寒厥逆。往往有脣面爪甲俱青者。故宜白虎
以清裏而除熱也。
傷寒無大熱。口燥渴心煩。背微惡寒者。白虎加人參
湯主之。　張兼善曰。白虎專治大煩大渴大燥大熱
之證。惟恐表證未罷。而早用之。若背微惡寒。及時

時惡風二條。因其中煩渴燥熱已甚。非白虎不能遏也。　王士雄曰。吳鶴皐。背微惡寒者。但覺微寒而不甚也。既有煩燥。則白虎加參用可無疑。若背惡寒而不燥渴者。不用可也。余謂以下條參之。必有汗。故可用也。

傷寒脉浮。發熱無汗。其表不解者。不可與白虎湯。渴欲飲水。無表證者。白虎加人參湯主之。　沈堯封曰。此承上文言煩渴背惡寒。故當用白虎加人參湯。但亦有中暍。而外但傷風寒。亦能令惡寒發熱脉浮。更當於有汗無汗上辨表證解不解。以定此方之可用不可用耳。

傷寒病若吐下後七八日不解。熱結在裏。表裏俱熱時時惡風。大渴舌上乾燥而煩。欲飲水數升者。白虎加人參湯主之。

張路玉曰。詳此條表證比前較重。何以亦用白虎加參耶。本文熱結在裏。表裏俱熱二句。已自酌量。惟熱結在裏。所以表熱不除。邪火內伏。所以惡風。大渴。舌燥而煩。欲飲水不止。安得不以生津解熱為急耶。

太陽中暍者。身熱疼重。而脈微弱。此條夏月傷冷水。水行皮中所致也。一物瓜蒂湯主之。　朱奉議曰。夏月發熱惡寒。頭痛。身體肢節痛重。其脈洪盛者。熱病也。夏月自汗惡寒。身熱而渴。其脈微弱者。中暑也。　方中行曰。夏日則飲水。人之常事。而曰傷何哉。良由暑迫。飲之過多。或得之冷水洗濯。暑反入內也。　張路玉曰。此條言因傷熱冷之病。乃中暍之變證。喻氏謂無形之熱。傷其肺金。則用白虎加人參湯以救之。有形之濕。傷於肺金。則用瓜蒂湯救之。各有所主也。

太陽中暍者。發熱惡寒。身重而頭痛。其脉弦細芤遲。小便已灑灑然毛聳。手足逆冷。小有勞身即熱。口開。前板齒燥。若發汗則惡寒甚。加温針則發熱甚。數下之則淋甚。

成柳攝曰。病有在表者。有在裏者。有表裏俱病者。此則表裏俱病者也。發熱惡寒。身重疼痛者。表中暍也。脉弦細芤遲者。中暑脉虚也。小便已灑灑然毛聳。手足厥冷者。太陽經氣不足也。小有勞身即熱者。謂勞動其陽。而暍即發也。口開前

板齒燥者裏有熱也

傷寒脉結代。心動悸者。炙甘草湯主之。一名復脉湯。脉按之來而緩。時一止復來者。名曰結。又脉來動而中止。更來小數。中有還者反動。名曰結陰也。脉來動而中止。不能自還。因而復動者。名曰代陰也。得此脉者必難治。

方中行曰。脉結代而心動悸者。虛多實少。譬如寇欲退散。主弱不能遣發。而反自徬徨也。復脉乃揆實熱之名。然則是濕也。必欲使虛者加進。而馴至於實。則實者自退散而還復於元之義。

邑南學子

二十九

也。

脉浮而芤。浮為陽。芤為陰。浮芤相搏。胃氣生熱。其陽則絶。　方中行曰。浮為氣上行。故曰陽。芤為血內損。故曰陰。胃中生熱者。陰不足以和陽。津液乾而成枯燥也。　沈堯封曰。衛氣為陽。人之所知也。津液為陰。人之所未知也。經云上焦出氣。宣五穀味。熏膚充身澤毛。若霧露之溉。是為氣。衛氣即津液也。故在外之津液少。則曰無陽不能作汗。在內亡津液。則曰陽絶。於裏要之言陽也。即言衛氣也。即言津液也。

第二章　葉香巖外感温熱證治

章虛谷曰。仲景論六經外感。止有風寒暑濕之邪。論温病由伏氣所發。而不及外感。或因書有殘闕。皆未可知。後人因而穿鑿附會。以大青龍越婢等湯證治為温病。而不知其實治風寒化熱之證也。其所云太陽病發熱而渴為温病。是少陰伏邪出於太陽。以其熱從内發。故渴而不惡寒。若外感温病。初起却有微惡寒者。以風邪在表也。亦不渴。以内無熱也。似傷寒而實非傷寒。如辨别不清。多致[illegible]

誤治。因不悟仲景理法故也。蓋風為百病之長。而無定體。如天時寒冷則風從寒化而成傷寒。温煖則風從熱化而成温病。以其同為外感。故證狀相似。而邪之寒熱不同。治法迥異。豈可混哉。二千年來紛紛議論。不能剖析明白。我 朝葉天士始辨其源流。明其變化。不獨為後學指南。而實補仲景之殘闕。厥功大矣。爰釋其義。以便覽焉。

温邪上受。首先犯肺。逆傳心包。肺主氣屬衛。心主血屬營。辨營衛氣血雖與傷寒同。若論治法則與傷寒大異也。

華岫雲曰邪從口鼻而入故曰上受但春溫冬時伏寒藏於少陰遇春時溫氣而發非必上受之邪也則此所論溫邪乃是風溫濕溫之由於外感者也。吳鞠通曰溫病由口鼻而入自上而下鼻通於肺肺者皮毛之合也。經云皮應天為萬物之大表天屬金人之肺亦屬金溫者火之氣風者火之母火未有不克金者故病始於此。諸邪傷人風為領袖故稱百病之長即隨寒熱溫涼之氣變化為病故經言其善行而數變也身半以上天氣主之為陽。身半以下。地氣主之為陰。風從寒化屬陰。故先受於足經。風從熱化屬陽。故先受於手經。所以言溫邪上受首先犯肺者。由衛分而入肺經也。以衛氣通肺。營氣通心。而邪自衛入營。故逆傳心包也。內經言心為一身之大主。而不受邪。受邪則神去而死。凡言邪之在心者。皆心之包絡受之。蓋包絡為心之衣也。心屬火。肺屬金。火本克金。而肺邪反傳於心。故曰逆傳也。風寒先受於足經。當用辛溫發汗。風溫先受於手經。宜用辛涼解氣。上下部異。寒溫不同。故治法大異。此傷寒與溫病。其初感與傳變。皆不同也。

蓋傷寒之邪。留戀在表。然後化熱入裏。溫邪則熱變最速。未傳心包。邪尚在肺。肺主氣。其合皮毛。故云在表。在表初用辛涼輕劑。挾風則加入薄荷牛蒡之屬。挾濕加蘆根滑石之流。或透風於熱外。或滲濕於熱下。不與熱相搏。勢必孤矣。傷寒邪在太陽。必惡寒甚。其身熱者。陽鬱不伸之故。而邪未化熱也。傳至陽明。其邪化熱。則不惡寒。始可用涼解之法。若有一分惡寒。仍當溫散。蓋以寒邪陰凝。故須麻桂猛劑。若溫邪為陽。則宜輕散。倘重劑大汗而傷津液。反化燥火。則難治矣。始初解表用辛涼。須避寒凝之品。恐遏其邪。反不易解也。或遇陰雨連綿。濕氣感於皮毛。須解其表。濕使熱外透易解。否則濕閉其熱而內侵。病必重矣。其挾內濕者。清熱必兼滲化之法。不使濕熱相搏。則易解也。

不得。風挾溫熱而燥生。清竅必乾。謂水主之氣。不能上榮。兩陽相劫也。濕與溫合。蒸鬱而蒙蔽於上。清竅為之壅塞。濁邪當清也。其病有類傷寒。廿六難也渋。傷寒多有變證。溫熱雖久在一經不移。以此為辨。胃中水穀。由陽氣化生津液。故陽虛而寒者。無津液上升。停飲於胃。遏其陽氣。亦無津液上升。而皆燥渴。仲景已備論之。此言風熱兩陽邪。劫其津液而成燥渴。其因各不同。則治法迥異也。其風雨霧露之邪。受於上焦。與溫邪蒸鬱。上蒙清竅。如仲景所云。頭中寒濕。頭痛鼻塞。納藥鼻中一條。雖與溫邪蒙蔽相同。又有寒熱不同也。傷寒先受於足經。足

温病學　三十三

經脉長而多傳變。温邪先受於手經。手經脉短故少傳變。是温病傷寒之不同。皆有可辨也。

前言辛凉散風。甘淡驅濕。若病仍不解。是漸欲入營也。營分受熱。則血液受刦。心神不安。夜甚無寐。或斑點隱隱。即撤去氣藥。如從風熱陷入者。用犀角竹葉之屬。如從濕熱陷入者。犀角花露之品。參入凉血清熱方中。若加煩躁。大便不通。金汁亦可加入。老年或平素有寒者。以人中黃代之。急急透斑爲要。　熱入於營。舌色必絳。風熱無濕者。舌無苔。或有苔亦薄也。熱兼濕者，必有濁苔而多渴也。然濕未兼熱者，亦無苔。其脈浮部必細澀也。此論先生口授及門，以吳人氣質薄弱，故用藥多輕淡，是因地制宜之法。與仲景之理法同，而方藥不同哉。不明其理法而但仿用輕淡之藥，是效顰也。或又以吳又可為宗者。又謂葉法輕淡，如兒戲，不可用，是皆坐井論天者也。如汪按急急透斑，不過涼血清熱解毒，俗醫必以胡荽、浮萍、櫻桃核、西河柳為透法，大謬。若斑出熱不解者，胃津亡也。主以甘寒，則重為玉女煎輕則如梨汁蔗漿之類。或其人腎水素虧。雖未及下焦。先自彷徨矣。必驗之於舌。如甘寒之中加入鹹寒。務在先安未受邪之地。恐其陷入易易耳。尤拙吾曰。蘆根汁蔗漿之屬。味甘涼而性濡潤。能使邪熱除而風自息。即內經風淫于內治以甘寒之旨也。斑出則熱已透發。當退熱。其熱仍不解。故知其胃津亡。水不濟火。當以甘寒生津。若腎水虧者。熱尤難退故也。加鹹寒。如元參知母阿膠龜版之類。所謂壯水之主。以制陽光也。如仲景之治少陰傷寒。邪本在經。必用附子溫臟。即是先其未受邪之地。恐其陷入也。若熱邪用鹹寒滋水。寒邪用鹹熱助火。藥不同而理法一也。

若其邪始終在氣分流連者。可冀其戰汗透邪。法宜益胃。令邪與汗并。熱達腠開。邪從汗出。解後胃氣空虛。當膚冷一晝夜。待氣還自溫暖如常矣。蓋戰汗而解。邪退正虛。陽從汗泄。故漸膚冷。未必即成脫證。此時宜令病者安舒靜臥。以養陽氣來復。旁人切勿驚惶。頻頻呼喚。擾其元神。使其煩躁。但診其脈。若虛軟

知。緩雖倦卧不語。汗出膚冷。却非脱證。若脉急疾。躁
擾不卧。膚冷汗出。便為氣脱之證矣。更有邪盛正虚。
不能一戰而解。停一二日。再戰汗而愈者。不可不知。
魏柳洲曰。脉象忽然雙伏或單伏。而四肢厥冷。或
爪甲青紫。欲戰汗也。宜熟記之。　邪在表。尚可冀
汗戰。法宜益胃者。以汗由胃中水穀之氣所化。水
穀氣旺。與邪相併而化汗。邪與汗俱出矣。故仲景
用桂枝湯治風傷衛。服湯後令啜稀粥。以助出汗。
若胃虛而發戰。邪不能出。而反從內入也。故要在辨

邪之淺深。若邪已入內而助胃是助邪反害矣。故如風寒溫熱之邪。初在表者。可用助胃以托邪。若暑疫等邪。初受即在膜原而當胃口。無助胃之法。可施。雖虛人亦必先用開達。若誤補其害匪輕也。戰解後膚冷復溫。亦不可驟進補藥。恐餘邪未淨復熾也。至氣脫之證。尤當細辨。若脈急疾躁擾不臥。而身熱無汗者。此邪正相爭。吉凶判在此際。如其正能勝邪。却即汗出身涼。脈靜安臥矣。倘汗出膚冷而脈反急疾。躁擾不安。即為氣脫之汗。汗

三十六

已出而身仍熱。其脈急疾而煩躁者。此正不勝邪。即內經所云陰陽交。交者死也。

再論氣病有不傳血分。而邪留三焦。亦如傷寒中少陽病也。彼則和解表裏之半。此則分消上下之勢。隨證變法。如近時杏朴苓等類。或如溫膽湯之走泄。因其仍在氣分。猶可望其戰汗之門戶。轉瘧之機括。

沈堯封曰。邪氣中人。所入之道不一。風寒由皮毛而入。故自外漸及於裏。溫熱由口鼻而入。伏於脾胃之膜原。與胃至近。故邪氣向外則由太陽少陽轉出。邪氣向裏。則經入陽明。經言三焦膀胱者。腠理毫毛其應。而皮毛為肺之合。故肺經之邪不入營而傳心包。即傳於三焦。其與傷寒之由太陽傳陽明者不同。傷寒傳陽明。寒邪化熱。即用白虎等法。以陽明陽氣最盛故也。凡表裏之氣。莫不由三焦升降出入。而水道由三焦而行。故邪初入三焦。或胸脅滿悶。或小便不利。此當展其氣機。雖溫邪不可用寒涼遏之。如杏朴溫胆之類。辛平甘苦以利升降而轉氣機。開戰汗之門戶。為化瘧之丹

最[illegible]

三十七

頭。此中奥理。非先生不能道出。以啟後學之性靈也。不明此理。一聞溫病之名。即亂投寒涼。反使表邪内閉。其熱更甚。於是愈治而病愈重。至死而不悟其所以然。良可慨已。

大凡看法。衛之後方言氣。營之後方言血。在衛汗之可也。到氣纔可清氣。入營猶可透熱轉氣。如犀角元參羚羊角等物。入血就恐耗血動血。直須涼血散血。如生地丹皮阿膠赤芍等物。否則前後不循緩急之法。慮其動手便錯。反致慌張矣。　仲景辨六經證治於一經中皆有表裏淺深之分。溫邪雖與傷寒不同。其始皆有營衛。故先生於營衛中又分氣血之淺深。精細極矣。凡溫病初感發熱而微惡寒者。邪在衛分。不惡寒而惡熱。小便色黃。已入氣分矣。若脉數舌絳。邪入營分。若舌深絳。煩擾不寐。或夜有譫語。已入血分矣。邪在衛分。汗之。宜辛涼輕解。清氣熱。不可寒滯。反使邪不外達而內閉。則病重矣。故雖入營。猶可開達轉出氣分而解。倘不如此細辨施治。動手便錯矣。故先生為傳仲景之道脉。遍非諸家之立言所能及也。

且吾吳濕邪害人最廣。如面色白者。須要顧其陽氣。濕勝則陽微也。法應清涼。然到十分之六七。即不可過於寒涼。恐成功反棄。何以故耶。濕熱一去。陽亦衰微也。面色蒼者。須要顧其津液。清涼到十分之六七。往往熱減身寒者。不可就云虛寒而投補劑。恐爐煙雖息。灰中有火也。須細察精詳。方少少與之。慎不可直率而往也。又有酒客裏濕素盛。外邪入裏。裏濕為合。在陽旺之軀。胃濕恆多。在陰盛之體。脾濕亦不少。然

其化熱則一。熱病救陰猶易、通陽最難。救陰不在血
而在津。與汗通陽不在温而在利小便。然較之雜證。
則有不同也。六氣之邪有陰陽不同。其傷人也。又
隨人身之陰陽強弱變化而為病。面白陽虛之人。
其體豐者。本多痰濕。若受寒濕之邪。非薑附參苓
不能去。若濕熱亦必黏滯難解。須通陽氣以化濕。
若過涼則濕閉。而陽更困矣。面蒼陰虛之人。其形
瘦而內火易動。濕從熱化。反傷津液。與陽虛治法
正相反也。胃濕脾濕。雖化熱則一。而治法有陰陽

黄柏蒼术為用（二妙散）

不同。如仲景云。身黄如橘子色而鮮明者。此陽黄。胃濕用茵陳蒿湯。其云色如熏黄而沉晦者。此陰黄。脾濕用梔子柏皮湯。或後世之二妙散亦可救陰在養津通陽在利小便。發古未發之至理也。測汗者。測之以審津液之存亡。氣機之通塞也。

再論三焦。不得從外解。必致成裏結。裏結於何在陽明胃與腸也。亦須用下法。不可以氣血之分。就不可下也。但傷寒邪熱在裏。刼爍津液。下之宜猛。此多濕邪內搏。下之宜輕。傷寒大便溏。為邪已盡。不可再下。

濕溫病大便溏。為邪未盡。必大便鞕。慎不可再攻也。以糞燥為無濕矣。

胃為臟腑之海。各臟腑之邪皆能歸胃。况三焦包羅臟腑。其邪之入胃。尤易也。傷寒化熱。腸胃乾結。故下宜峻猛。濕熱凝滯。大便本不乾結。以陰邪瘀閉不通。若用承氣猛下。其行速而氣徒傷。濕仍膠結不去。故當輕法頻下。如下文所云。小陷胸瀉心等。皆為輕下之法也。

再人之體。脘在腹上。其地位處於中。按之痛。或自痛。或痞脹。當用苦泄。以其入腹近也。必驗之於舌。或黃

温病學

或濁。可與小陷胸湯。或瀉心湯隨證治之。或白不燥。或黄白相兼。或灰白不渴。慎不可亂投苦泄。其中有外邪未解。裏先結者。或邪鬱未伸。或素屬中冷者。雖有脘中痞悶。宜從開泄。宣通氣滯。以達歸於肺。如近俗之杏蔻橘桔等。是輕苦微辛。具流動之品可耳。

此言苔白為寒。不燥則有痰濕。其黄白相兼。灰白而不渴者。皆陽氣不化。陰邪壅滞。故不可亂投苦寒滑泄。以傷陽也。其外邪未解。而裏先結。故苔黄白相兼。而脘痞。皆宜輕苦微辛。以宣通其氣滯也。

再前云舌黄或渴須要有地之黄。若光滑者。乃無形濕熱。中有虛象。大忌前法。若臍以上為大腹或滿或脹或痛。此必邪已入裏矣。表證必無。或十只存一。亦要驗之於舌。或黄甚。或如沉香色。或如灰黄色。或老黄色。或中有斷紋。皆當下之。如小承氣湯用檳榔青皮枳實元明粉生首烏等。若未見此等舌。不宜用此等法。恐其中有濕聚太陰為滿。或寒濕錯雜為痛。或氣壅為脹。又當以别法治之。

舌苔如地上初生之草。必有根。無根者為浮垢。刮之即去。乃無形濕熱而胃無結實之邪。故云有中虛之象。若妄用攻瀉傷內則表邪反陷。為難治矣。即使有此等舌苔。亦不宜用攻瀉之藥。又如濕為陰邪。脾為濕土。故脾陽虛則濕聚滿腹。按之不堅。雖見各色舌苔。而必滑。色黃為熱。白為寒。總當扶脾燥濕為主。熱者佐涼藥。寒者非大溫。其濕不能去也。若氣壅為脹。皆有虛實寒熱之不同。更當辨別以利氣和氣為主治也。

再黃苔不甚厚而滑者。熱未傷津。猶可清熱透表。若雖薄而乾者。邪雖去。而津受傷也。苦重之藥。當禁。宜甘寒輕劑可也。 熱初入營。即舌絳苔黃。其不甚厚者。邪結未深。故可清熱。以辛開之藥。從表透發。苔滑而舌未傷。得以化汗而解。若津傷舌乾。雖苔薄邪輕。亦必秘結難出。故當先養其津。津回舌潤。再清餘邪也。

再論其熱入營。舌色必絳。絳深紅色也。初傳絳色中兼黃白色。此氣分之邪未盡也。泄衛透營。兩和可也。純絳鮮色者。包絡受病也。宜犀角鮮生地連翹鬱金石菖蒲等延之數日或平素心虛有痰。外熱一陷裏絡就閉非菖蒲鬱金等所能開。須用牛黃丸至寶丹之類以開其閉恐其昏厥爲痙也。何報之曰溫熱病一發便壯熱煩渴。舌正赤而有白苔者雖滑即當清裏切忌表藥。絳者。指舌本也。黃白者。指舌苔也。舌本通心脾之氣血。心主營。上熱故舌絳也。脾胃爲中土。邪入胃則生苔如地上生草也。然無病之人常有微薄苔如草根者。即胃中之生氣也。若光滑如鏡。則胃無生發之氣如不毛之地其土枯矣。胃有生氣。而邪入之。其苔即長厚。如草根之得穢濁而長發也。故苔以驗病之虛實寒熱邪之淺深輕重也。脾胃統一身之陰陽。營衛主一身之氣血。故脾又為營之源。胃又為衛之本也。苔兼白屬氣。故其邪未離氣分。可用泄衛透營。仍從表解。勿使入內也。純絳鮮澤者。言無苔色則胃無濁結。而邪已離衛入營。其熱在心包也。若平素有痰必有舌苔。其心虛血少者。舌色多不鮮赤。或淡晦無神。邪陷多危而難治。於此可卜吉凶也。若邪大盛

孟有吳卜

而色赤。宜牛黄丸。痰濕盛而有垢濁之苔者。宜至
寶丹。
再色絳而舌中心乾者。乃心胃火燔。劫爍津液。即黄
連石膏亦可加入。若煩渴煩熱。舌心乾。四邊色紅。中
心或黄或白者。此非血分也。乃上焦氣熱爍津。急用
涼膈散。散其無形之熱。再看其後轉變可也。慎勿用
血藥以滋膩難散。至舌絳望之若乾。手捫之原有津
液。此津虧濕熱熏蒸。將成濁痰蒙蔽心包也。　熱已
入營則色舌絳。胃火爍液。則舌心乾。加黄連石膏

於犀角生地等藥中。以清營熱而救胃津。即白虎加生地之例也。其舌四邊紅而不絳。中兼黄白而渴。故知其熱不在血分。而在上焦氣分。當用涼膈散清之。勿用血藥。引入血分。反難解散也。蓋胃以通降為用。若營熱蒸其胃中。濁氣成痰。不能下降。反上熏而蒙蔽心包。望之若乾。捫之仍濕者。是其先兆也。

再有熱傳營血。其人素有瘀傷宿血在胸膈中。挾熱而搏。其舌色必紫而暗。捫之濕。當加入散血之品。如琥珀丹參桃仁丹皮等。不爾。瘀血與熱為伍。阻遏正氣。遂變如發狂之證。若紫而腫大者。乃酒毒衝心。若紫而乾晦者。腎肝色泛也。難治。何報之曰。酒毒内蘊。舌必深紫而赤。或乾涸。若淡紫而帶青滑。則為寒證矣。須辨。

舌紫而暗。暗即晦也。捫之潮濕不乾。故為瘀血。其晦而乾者。精血已枯。邪熱乘之。故為難治。腎色黑。肝色青。青黑相合而見於舌。變化紫晦。故曰腎肝色泛也。

舌色絳而上有黏膩。似苔非苔者。中挾穢濁之氣。急如芳香透之。舌絳欲伸出口。而抵齒難驟伸者。痰阻舌根。有內風也。舌絳而光亮。胃陰亡也。急用甘涼濡潤之品。若舌絳而乾燥者。火邪劫營。涼血清火為要。舌絳而有碎點白黃者。當生疳也。大紅點者。熱毒乘心也。用黃連金汁。其有雖絳而不鮮。乾枯而痿者。腎陰涸也。急以阿膠雞子黃地黃天冬等救之。緩則恐涸極而無救也。

尤拙吾曰。陽明津涸。舌乾口燥者。不足慮也。若并亡其陽。則殆矣。少陰陽虛汗出而厥者。不足慮也。若并亡其陰。則危矣。是以陽明燥渴能飲冷者生。不能飲者死。少陰厥逆。舌不乾者生。乾者死。　挾穢者。必加芳香。以開降胃中濁氣。而清營熱矣。痰阻舌根。由內風之逆。則開降中又當加辛涼鹹潤以息內風也。脾腎之脉皆連舌本。亦有脾腎氣敗。而舌短不能伸者。其形乾面色亦必枯瘁。多為死證。不獨風痰所阻之故也。其舌不鮮。乾枯而痿。腎陰將涸。亦為危證。而黃連金汁併可治痿也。

其有舌獨中心絳乾者。此胃熱心營受灼也。當於清胃方中加入清心之品。否則延及於尖。為津乾火盛也。舌絳尖獨乾。此心火上炎。用導赤散瀉其腑。其乾獨在舌心。舌尖又有邪熱。在心兼胃之别。尖獨乾。是心熱。其熱在氣分者必渴。以氣熱劫津也。熱在血分。其津雖耗。其氣不熱。故曰乾而不渴也。多飲能消水者為渴。不能多飲。但欲略潤者為乾。又如血分無熱而口乾者。是陽氣虛。不能生化津液。與此大不同也。

再舌苔白厚而乾燥者。此胃燥氣傷也。滋潤藥中加甘草。令甘守津還之意。舌白而薄者。外感風寒也。當疎散之。若白乾薄者。肺津傷也。加麥冬花露蘆根汁等輕清之品。為上者上之也。若白苔絳底者。濕遏熱伏也。當先泄濕透熱。防其就乾也。勿憂之。再從裏透於外。則潤變矣。初病舌就乾。神不昏者。急加養正透邪之藥。若神已昏。此內匱矣。不可救藥。　苔白而厚。本是濁邪。乾燥傷津。則濁結不能化。故當先養津。而後降濁也。肺位至高。肺津傷。必用輕清之品。方能達肺。若氣味厚重而下走。則反無涉矣。故曰上者上之也。濕遏熱伏。必先用辛開苦降以泄其濕。濕開熱透。故防舌乾。再用苦辛甘涼。從裏而透於外。則胃氣化而津液輸布。舌即變潤。自能作汗。而熱邪亦可隨汗而解。若初病舌即乾。其津氣素竭也。急當養正。略佐透邪。若神已昏。則本元敗而正不勝邪。不可救矣。

又不拘何色。舌上生芒刺者。皆是上焦熱極也。當用青布拭冷薄荷水揩之。即去者輕。旋即生者險矣。生芒刺者。苔必焦黃或黑。無苔者舌必深絳。其苔白。或淡黃者。胃無大熱。必無芒刺。或舌尖。或兩邊有小赤瘰。是營熱鬱結。當開泄氣分以通營清熱也。上焦熱極者。宜涼膈散主之。

舌苔不燥。自覺悶極者。屬脾濕盛也。或有傷痕血迹者。必問曾經搔挖否。不可以有血而便爲枯證。仍從濕治可也。再有神情清爽。舌脹大不能出口者。此脾濕胃熱。鬱極化風。而毒延口也。用大黃磨入當用劑內。則舌脹自消矣。　何報之曰。凡中宫有痰飲水血者。舌多不燥。不可誤認爲寒也。　三焦升降之氣。

由脾鼓運中焦和則上下氣順脾氣弱則濕自內生濕盛而脾不健運濁壅不行自覺悶極雖有熱邪其內濕盛而舌苔不燥當先開泄其濕而後清熱不可投寒涼以閉其濕也神情清爽而舌脹大故知其邪在脾胃若神不清即屬心脾兩臟之病矣邪在脾胃者脣亦必腫也

再舌上白苔黏膩吐出濁厚涎沫口必甜味也為脾癉病乃濕熱氣聚與穀氣相搏土有餘也盈滿則上泛當用省頭草芳草辛散以逐之則退若舌上苔如

鹼者胃中宿滯挾濁穢鬱伏當急急開泄否則閉結中焦不能從膜原達出矣　脾癉而濁泛口甜者更當視其舌本如紅赤者為熱當辛通苦降以泄濁如色淡不紅由脾虛不能攝涎而上泛當健脾以降濁也苔如鹼者濁結甚故當急急開泄恐內閉也

若舌無苔而有如烟煤隱隱者不渴肢寒知挾陰病如口渴煩熱平時胃燥舌也不可攻之若燥者甘寒益胃若潤者甘溫扶中此何故外露而裏無也

凡黑苔大有虛實寒熱之不同即黃白之苔因食

酸味。其色即黑。尤當問之。其潤而不燥。或無苔如煙煤者。正是腎水來乘心火。其陽虛極矣。若黑而燥裂者。火極變水色。如焚木成炭而黑也。虛實不辨。死生反掌耳。

若舌黑而滑者。水來克火。為陰証。當溫之。若見短縮者。腎氣竭也。為難治。欲救之。如人參五味子。勉希萬一。舌黑而乾者。津枯火熾。急急瀉南補北。若燥而中心厚瘖者。土燥水竭。急以鹹苦下之。 何報之曰。暑熱証夾血。多有中心黑潤者。勿誤作陰証治之黑苔而虚寒者非桂附不可治佐以調補氣血隨宜布施若黑燥無苔胃無濁邪故當瀉南方之火補北方之水仲景黃連阿膠湯主之黑燥而中心厚者胃濁邪熱乾結也宜用硝黃鹹苦下之矣

舌淡紅無色者或乾而色不榮者當是胃津傷而氣無化液也當用炙甘草湯不可用寒涼藥　何報之曰紅嫩如新生望之似潤而燥渴殆甚者為妄行汗下以致津液竭也　淡紅無色心脾氣血素虛也更加乾而色不榮胃中津氣亦亡也故不可用

黃連阿膠湯
黃芩　川連　白芍　雞子黃
阿膠

苦寒藥炙甘草湯養氣血以通經脈其邪自可漸去矣

若舌白如粉布滑四邊色紫絳者温疫病初入膜原未歸胃腑急急透解莫待傳陷而入為險惡之病且見此舌者病必見凶須要小心凡斑疹初見須用紙撚照見胸背兩脅點大而在皮膚之上者為斑或雲頭隱隱或瑣碎小粒者為疹又宜見而不宜見多按方書謂斑色紅者屬胃熱紫者熱極黑者胃爛然亦必看外証所合方可斷之　温疫白苔如積粉之厚

温方自广　五十

其穢濁重也舌本紫絳則邪熱為濁所閉故當急
急透解此五疫中之濕疫又可主以達原飲亦須
隨証加減不可執也舌本紫絳熱閉營中故多成
斑疹斑從肌肉而出屬胃疹從血絡而出屬經其
或斑疹齊見經胃皆熱然邪由膜原入胃者多或
兼風熱之入於經絡則有疹矣不見則邪閉故宜
見多見則邪重故不宜多但斑疹亦有虛實虛實
不明舉手殺人故先生辯之如後
然而春夏之間濕病俱發疹為甚且其色要辨如

紅色，四肢清，口不甚渴，脈不洪數，非虛斑即陰斑。或胸微見數點，面赤足冷，或下利清穀，此陰盛格陽於上而見，當溫之。此專論斑疹，不獨溫疫所有，且有虛實之迥別也。然不論斑疹，若虛火力弱而色淡，四肢清者，微冷也，口不甚渴，脈不洪數，其非實火可徵，其證曰虛斑。若面赤足冷，下利清穀，此陰寒盛格拒其陽於外，內真寒外假熱，鬱而成斑，故直名為陰斑也。須附桂引火歸元，誤投涼藥即死，實火誤補亦死，最當詳辨也。

若斑色紫小點者心包熱也點大而紫胃中熱也黑斑而光亮者熱勝毒盛雖屬不治若其人氣血充者或依法治之尚可救若黑而晦者必死若黑而隱隱四旁赤色火鬱內伏大用清涼透發間有轉紅成可救者若夾斑帶疹皆是邪之不一各隨其部而泄然斑屬血者恆多疹屬氣者不少斑疹皆是邪氣外露之象發出宜神情清爽為外解裏和之意如斑疹出而昏者正不勝邪內陷為患或胃津內涸之故

此論實火之斑疹也點小即是從血絡而出之疹

故熱在心包點大從肌肉而出為斑故熱在胃黑而光亮者元氣猶充故或可救黑暗則元氣敗必死矣。四旁赤色其氣血尚活故可透發也斑疹夾雜經胃之熱各隨其部而外泄熱邪入胃本屬氣分見斑則邪屬於血者多矣疹從血絡而出本屬血分。然視其氣而開其血方成疹也必當兩清氣血以為治也既出而反神昏則正不勝邪而死矣再有一種白痦小粒如水晶色者此濕邪傷肺邪雖出而氣液枯也。必得甘藥補之或未至久延傷及氣液乃濕鬱衛分汗出不徹之故當理氣分之邪或白如枯骨者多凶為氣液竭也　汪按白痦前人未嘗細論此條之功不小白如枯骨者余曾見之非惟不能救并不及救故俗醫一見白痦輒以危言恐嚇病家其實白如水晶色者絕無緊要吾見甚多然不如甘濡之法反投苦燥升提則不枯者亦枯矣

再溫濕之病看舌之後亦須驗齒齒為腎之餘齦為胃之絡熱邪不燥胃津必耗腎液且二經之血皆走其地病深動血結瓣於上陽血者色必紫紫如乾漆

陰血者色必黄黄如醬瓣陽血者見安胃為主陰血
者見救腎為要然豆瓣色者多險若證還不逆者尚
可治否則難治矣何以故耶蓋陰下竭陽上厥也
齒為骨齒為骨之餘故齒浮齦不腫者為腎大水虧
也胃脈絡於上齦大腸脈絡於下齦皆屬陽明故牙
齦腫痛為陽明之火若濕入胃則必連及大腸血循
經絡而行邪熱動血而上結於齦紫者為陽明之血
可清可瀉黄者為少陽之血少陰血傷為下竭其陽
邪上亢而氣厥逆故為難治也

齒若光燥如石者胃熱甚也若無汗惡寒衛偏勝也辛涼泄衛透汗為要若如枯骨色者腎液枯也為難治若上半截潤水不上承心火上炎也急急清心救水俟枯處轉潤為妥　胃熱盛而反惡寒者。陽明獨鬱而表氣不通。故無汗而為衛氣偏勝。當泄衛以透發其汗。則內熱即從表散矣。凡惡寒而汗出者。為表陽虛。腠理不固。雖有內熱而非實火矣。齒燥有光者。胃津雖乾。腎氣未竭也。如枯骨者。腎液敗矣。故難治也。上半潤。胃津養之。下半截燥由腎水不

能上滋其根而心火燔灼故急當清心救水仲景黄連阿膠湯主之

若齘牙齧齒者濕熱化風痙病但齘牙者胃熱氣走其絡也若齘牙而脉證皆衰者虛胃無穀以內禜亦齘牙也何以故耶虛則喜實也舌本不縮而硬而牙關齘定難開者此非風痰阻絡即欲作痙證用酸物擦之即開木來泄土故也　牙齒相齧者以內風鼓動也但齘不齧者熱氣盛而絡滿牙關緊閉也若脉證皆虛胃無穀養內風乘虛襲之入絡而亦齘

牙虛而反見實象是謂虛則妻實當詳辨也又如風痰阻絡為邪實其熱盛化風欲作痙者或由傷陰而挾虛者皆當辨也

若齒垢如灰糕樣者胃氣無權津亡濕濁用事多死而初病齒縫流清血痛者胃火衝激也不痛者龍火內燔也齒焦無垢者死齒焦有垢者腎熱胃劫也當微下之或玉女並清胃救腎可也　齒垢由腎熱蒸胃中濁氣所結其色如灰糕則枯敗而津氣俱亡腎胃兩竭惟有濕濁用事故死也齒縫流清血因

胃火者出於齦胃火衝激故痛不痛者出於牙根腎火上炎故也齒焦者腎水枯無垢則胃液竭故死有垢者火盛而氣液未竭故審其邪熱甚者以調胃承氣微下其胃熱腎水虧者玉女並清胃滋腎可也

再婦人病與男子同但多胎前產後以及經水適來適斷之先臨之際病人皆以四物加減用之謂護胎為要恐邪害娠熱如極用井底泥藍布浸冷覆蓋腹上等皆是保護之意但亦要看其邪之可解處用

壹十五

血分之藥不靈又當審察不可認板法然須步步保護胎元恐損正邪陷也　保護胎元者勿使邪熱入內傷胎也如邪猶在表分當從開達外解倘執用四物之說則反引邪入內輕病變重矣故必審其邪之淺深而治為至要也若邪熱逼胎急清內熱為主如外泥布等蓋覆恐致邪內走反與胎礙更當詳審勿輕用也總之清熱解邪勿使傷動其胎即為保護若助氣和氣以達邪猶可酌用其補血膩藥恐反遏其邪也且內經曰婦人重身毒之何

如岐伯曰有故無殞亦無殞也大積大聚其可犯也衰其大半而止不可過也故如傷寒陽明實熱證亦當用承氣之下邪去則胎安也蓋病邪淺則在經深則在腑而胎繫於臟攻其經腑則邪當其藥與臟無礙若妄用補法以閉邪則反害其胎矣倘邪已入臟雖不用藥其胎必殞而難保所以經言有故無殞者謂其邪未入臟攻其邪亦無殞胎之害也故要在辨證明析用法得當非區區四物所能保胎者也故先生曰須看其邪之可解處不

可謂救法至哉言乎

至於產後之法按方書謂慎用苦寒恐傷其已亡之陰也然亦要辨其邪能從上中解者稍從證用之亦無妨也不過勿犯下焦且屬虛體當如虛怯人病邪而治總之無犯實實虛虛之禁況產後當氣血沸騰之候最多空竇邪勢必乘虛內陷虛處受邪為難治也徐洄溪曰產後血脫孤陽獨旺雖石膏犀角對證亦不禁用而世之庸醫誤信產後宜溫之說不論病證皆以辛熱之藥戕其陰而益其火無不立

竊我見甚多惟葉案亦絕無此弊足徵學有淵源

魏柳洲曰近時專科及庸手遇產後一以燥熱溫補為事殺人如麻

如經水適來適斷邪將陷血室少陽傷寒言之詳悉不必多贅但數動與正傷寒不同仲景立小柴胡湯提出所陷熱邪參棗扶胃氣以衝脈隸屬陽明也此與虛者為合治若熱邪陷入與血相結者當從陶氏小柴胡湯去參棗加生地桃仁查肉丹皮或犀角等者若本經血結自甚必少腹滿痛輕者刺期門重者

盈禹孚

盈廿七

小柴胡湯去甘藥加延胡歸尾桃仁挾寒加肉桂心氣滯者加香附陳皮枳殼等熱陷血室之證多有譫語如狂之象防是陽明胃實當辨之血結者身體必重非若陽明之輕旋便捷者何以故耶陰主重濁絡脉被阻側身忍痛連胸背皆拘束不遂故去邪通絡正合其病往往延久上逆心包胸中痛即陶氏所謂血結胸也王海藏出一桂枝紅花湯加海蛤桃仁原是表裏上下一齊盡解之理看此方大有巧手故錄出以備學者之用數動本詳或數字是變字之誤

更侯明者正之衝脉為血室肝所主其脉起於氣街氣街陽明胃經之穴故又隸屬陽明也邪入血室仲景分淺深而立兩法其邪深者云如結胸狀譫語者刺期門隨其實而瀉之是從肝而泄其邪亦即陶氏之所謂血結胸也其邪淺者云往來寒熱如瘧狀而無譫語用小柴胡湯是從膽治也蓋往來寒熱是少陽之證故以小柴胡散提少陽之邪則血室之熱亦可隨之而外出以肝膽為表裏故深則從肝淺則從膽以導泄血室之邪也今先生更詳證狀併采陶氏

王氏之方法與仲景各條合觀識為精至周至矣其言小柴胡湯惟虛者為合法何也蓋傷寒之邪由經而入血室其胃無邪故可用參棗若溫熱之邪必先已犯胃後入血室故當去參棗惟胃無邪及中虛之人方可用之耳須知傷寒之用小柴胡湯者正防少陽經邪乘虛入胃故用參棗先助胃以禦之其與溫熱之邪來路不同故治法有異也

第三章　陳平伯外感温病證治

蓋聞外感不外六淫。而民病當分四氣。治傷寒家徒守發表攻裏之成方。不計辛苦熱寒之貽害。遂使温熱之旨。蒙昧不明。醫門缺典。莫此甚焉。祖恭不敏。博覽羣書。廣搜載籍。而恍然於温熱病之不可不講也。内經云。冬不藏精。春必病温。蓋謂冬令嚴寒。陽氣内斂。人能順天時而固密。則腎氣内充。命門為三焦之別使。亦得固腠理而護皮毛。雖當春令升泄之時。而我身之真氣。則内外彌綸。不隨

温病說

卅令之泄而告匱。縱有客邪。安能內侵。是內經所以明致病之原也。然但云冬不藏精。而不及他時者。以冬為水旺之時。屬北方寒水之化。於時為冬。於人為腎。井水溫而堅冰至。陰外陽內。有習坎之義。故立言歸重於冬。非謂冬宜藏。而他時可不藏精也。即春必病溫之語。亦是就近指點。總見裏虛者表不固。一切時邪。皆易感受。學者可因此而悟及四時六氣之為病矣。難經云。傷寒有五。有傷寒。有中風。有風溫。有熱病。有濕溫。夫統此風寒濕熱之邪。而皆名之曰傷寒者。亦早鑑於寒臟受傷。外邪得入。故探其本而皆謂之傷寒也。獨是西北地高土燥。風寒之為病居多。東南地卑水濕。濕熱之傷人獨甚。從來風寒傷形。傷形者。定從表入。濕熱傷氣。傷氣者。不盡從表入。故治傷寒之法。不可用以治溫熱也。夫溫者。煖也。熱也。非寒之可比也。風邪外束。則曰風溫。濕邪内侵。則曰濕溫。縱有微寒之兼襲。不同西亦冽之嚴威。是以發表宜辛涼。不宜辛熱。清裏宜泄熱。不宜逐熱。蓋風不兼寒。即為風火。濕雖化熱。終屬陰邪。自昔仲景著書。不詳温熱。遂使後人各呈家伎。漫無成章。而凡大江以南病温多而病寒少。投以發表不遠熱。攻裏不遠寒。諸法。以致死亡接踵也。悲夫。

風温爲病。春月與冬季居多。或惡風。或不惡風。必身熱欬嗽煩渴。此風温證之提綱也。

自注春月風邪用事。冬初氣煖多風。故風温之病多見於此。但風邪屬陽。陽邪從陽。必傷衛氣。人身之中。肺主衛。又胃謂衛之本。是以風温外薄。肺胃内應。風温内襲。

肺胃受病。其溫邪之內外有異形。而肺胃之專司無二致。故惡風為或有之證。而熱渴欬為必有之證也。三復仲景書言溫病者再。一則曰太陽病發熱而渴不惡寒者為溫病。此不過以不惡寒而渴之證。辨傷寒與溫病之異。而非專為風溫敘證也。再則曰發汗已。身灼熱者。名曰風溫。夫灼熱因於發汗。其誤用辛熱發汗可知。仲景復申之曰風溫為病。脈陰陽俱浮。自汗出。身重。多眠睡。鼻息必鼾。語言難出。凡此皆誤汗劫液後變見之證。非溫病固有之證也。續云。若被下者直視失溲。若被火者發黄色。劇則如驚癇狀。時瘈瘲。若火熏之。一逆尚引日。再逆促命期。亦止詳用下用火之變證。而未言風温之本來見證也。然從此細參。則知風温爲燥熱之邪。燥令從金化。燥熱歸陽明。故肺胃爲温邪必犯之地。且可悟風温爲燥熱之病。燥則傷陰熱則傷津。泄熱和陰。又爲風温病一定之治法也。反此即爲逆矣。用是不辭僭越。而於仲景之無文處求文。無治處索治。叙證施治。列爲條例。知我罪我。其在斯乎。

風温證。身熱畏風。頭痛欬嗽。口渴。脈浮數。舌苔白者。邪在表也。當用薄荷前胡杏仁桔梗桑葉川貝之屬。涼解表邪。 自注。風屬陽邪。不挾寒者為風温。陽邪必傷陽絡。是以頭痛畏風。邪鬱肌表。肺胃內應。故欬嗽口渴苔白。邪留於表。故脈浮數。表未解者。當先解表。但不同於傷寒之用麻桂耳 王士雄按。何西池云。辨痰之法。古人以黃稠者為熱。稀白者為寒。此特言其大概。而不可泥也。以外感言之。傷

拾辛用可除熱、風

風欬嗽。痰隨嗽出。頻數而多。色皆稀白。誤作寒治。多致困頓。蓋火盛壅遏。頻欬頻出。停留不久。故未至於黄稠耳。迨火衰氣平。欬嗽漸息。痰之出者。半日一口。反黄而稠。緣火不上壅。痰得久留。受其煎煉。使然耳。故黄稠之痰。火氣尚緩而微。稀白之痰。火氣反急而盛也。此皆當用辛涼解散。而不宜於温熱者。並内傷亦然。孰謂稀白之痰必屬於寒哉。總須臨證細審。更參以脈。自可見也。

風温證身熱。欬嗽自汗。口渴煩悶。脈數舌苔微黄者。

川貝牛蒡可以治熱咳

風有汗
寒無汗
此兩字之[illegible]

熱在肺胃也。當用川貝牛蒡桑皮連翹橘皮竹葉之屬。涼泄裏熱。此温邪之內襲者。肺熱則欬嗽汗泄。胃熱則口渴煩悶。苔白轉黄。風從火化。故以清泄肺胃為主。　雄按苔黄不甚燥者。治當如是。若黄而已乾。則桑皮橘皮皆嫌其燥。須易栝蔞黄芩。庶不轉傷其液也。

風温證身灼熱。口大渴欬嗽煩悶。讝語如夢語。脈弦數。乾嘔者。此熱灼肺胃。風火內旋。當用羚羊角川貝連翹麥冬石斛青蒿知母花粉之屬。以泄熱和陰。

此温邪襲入肺胃之絡。灼爍陰津。引動木火。故有煩渴嘔逆等證。急宜泄去絡中之熱。庶無風火相煽。走竄包絡之虞。　雄按咳且悶。麥冬未可即授。嫌其滋也。以為大渴耶。已有知母花粉。足勝其任矣。木火上衝而乾嘔。則青蒿雖清少陽。而嫌乎升矣。宜去此二味。加以梔子竹茹枇杷葉。則妥矣。

風温證身熱欬嗽。口渴下利。苔黃譫語。胸痞脈數。此温邪由肺胃下注大腸。當用黄芩桔梗煨葛豆卷甘草橘皮之屬。以升泄温邪。　大腸與胃相連屬。與肺相表裏溫邪內逼下注大腸則下利治之者宜清泄溫邪不必專於治利按傷寒論下利譫語者有燥矢也宜大承氣湯是實熱內結逼液下趨必有舌燥苔黃利及腹滿痛證兼見故可下以逐熱若溫邪下利是風熱內迫雖有譫語一證仍是無形之熱蘊蓄於中而非實滿之邪盤結於內故用葛根之升提不任硝黃之下逐也 雄按傷寒為陰邪未必傳腑化熱最慮邪氣下陷治必升提溫散而有早下之戒溫熱為陽邪火必克金故先犯肺

温病救陰
傷寒救陽

火性炎上難得下行若肺氣肅降有權移其邪由腑正是病之去路升提胡可妄投既云宜清泄其邪不必專於治利矣況有咳嗽胸痞之兼證豈葛根豆卷桔梗之所宜乎當易以黃連桑葉銀花須知利不因寒潤藥亦多可用仲聖以猪膚白蜜治温病下利寓意草論肺熱下利最詳學者宜究心焉且傷寒與温熱邪雖不同皆屬無形之氣傷寒之有燥矢並非是氣結乃寒邪化熱津液耗傷糟粕煉成燥矢耳温熱病之大便不閉為易治者以

臟熱移腑邪有下行之路所謂腑氣通則臟氣安也設大便閉者熱燥胃津日久亦何嘗無燥矢宜下之證哉惟傷寒之大便不宜早解故必邪入於腑始可下其燥矢溫熱由臟及胃雖不比疫證之下不嫌早而真其便通宜用清涼故致成燥矢者執少耳憶嘉慶己卯春先君子病溫而大便自利彼時吾杭諸名醫咸宗陶節菴書以治傷寒不知所謂溫證也見其下利悉用柴葛升提提而不應或云是漏底證漸投溫補病日以劇將治木矣又

執翁七丈薦浦上林先生來視浦年甚少診畢即
曰是温證也殆誤作傷寒治而多温燥之藥乎幸
而自利不止熱勢尚有宣泄否則早成灰燼矣待
今日卽即用大劑犀角石膏銀花花粉鮮生地麦
冬等藥囑煎三大碗置於榻前頻頻灌之藥未煎
成之際先嚴莘農恐飲之諸戚長見方相顧莫决
賴金履思丈力持煎其藥至一用時服竣病有起
色遂以漸愈時雄年甫二十聆其言而心識之踰
二年先君捐館雄餬口遠遊聞先生浦以善用清

涼為衆口所鑠乃從事於景岳而以温補稱桂道徇人惜哉魁雄之究心於温熱實浦先生有以啟之也浦今尚在因其遠徙於鄉竟未逢往質疑義為恨附記於此聊表志感仰之意云爾

風温證熱久不愈欬嗽咽腫口渴胸悶不知飢身發白疹如寒粟狀自汗脈數者此風邪挾太陰脾濕發為風疹用牛蒡荊芥防風連翹橘皮甘草之屬涼解之

風温本留肺胃若太陰舊有伏濕者風熱之邪與濕熱相合流連不解日數雖多仍留氣分由肌

肉而外達皮毛發為白疹。無風邪與陽明營熱相併則發斑與太陰濕邪相合則發疹也又有病久中虛氣分大虧而發白疹者必脈微弱而氣倦怯多成死候不可不知　雖挾白疹即白痦也雖挾濕邪久不愈而從熱化且汗渴脈數似非荊防之可再表宜易滑石葦莖通草斯合清解之法矣若有虛象當與甘藥以滋氣液

風温證身熱欬嗽口渴胸痞頭目脹大面發泡瘡者風毒上壅陽絡當用荊芥薄荷連翹元參牛蒡馬勃

青黛銀花之屬以清熱散邪　此即世俗所謂大頭病也古人用三黄湯主治然風熱壅遏致絡氣不宣頭腫如斗終不若仿普濟消毒飲之宣絡滌熱為佳

風温證身大熱口大渴目赤唇腫氣粗煩躁舌絳齒板痰欬甚至神昏譫語下利黄水者風温熱毒深入陽明營分最為危候用犀角連翹葛根元參赤芍丹皮麥冬紫草川貝人中黄解毒提斑間有生者　此風温熱毒内壅肺胃侵入營分上下内外充斥肆

六十七

逆若其毒不甚重或氣體壯實者猶可挽回否則
必壞

風温毒邪始得之便身熱口渴目赤咽痛卧起不安
手足厥冷泄瀉脉伏者熱毒內壅絡氣阻遏當用升
麻黄芩犀角銀花甘草豆卷之屬升散散熱毒此
風温毒之壅於陽明氣分者即仲景所云陽毒病
是也五日可治七日不可治乘其邪犯氣分未入
營陰故可升散而愈

風温證身熱自汗面赤神迷身重難轉側多眠睡鼻

軒語難出脈數者温邪内逼陽明精液劫奪神機不運用石膏知母麥冬半夏竹葉甘草之屬泄熱救津

鼻軒面赤胃熱極盛人之陰氣依胃為養熱邪内灼胃液乾枯陰氣復有何資而能滲諸陽灌諸絡是以筋骨懈怠機關失運急用甘涼之品以清熱濡津或有濟也　雄按宜加西洋參百合竹瀝

風温證身熱痰欬口渴神迷手足瘛瘲狀若驚癇脈弦數者此熱劫津液金囚木旺當用羚羊川貝青蒿連翹知母麥冬釣藤之屬以息風清熱　肺屬金而

畏火賴胃津之濡養以肅降令而灑百脉者也熱邪內竄胃津被劫肺失所資木為火之母子能令母實火旺金囚木無所畏反侮所不勝是以筋脉失養風火內旋瘛瘲驚癇在所不免即俗云發痙是也故以息風清熱為主治　雄按可加元參梔子絲瓜絡

風温證熱渴煩悶昏憒不知人不語如尸厥脉數者此熱邪內蘊走竄心包絡當用犀角連翹焦遠志鮮石菖蒲麥冬川貝牛黄至寶之屬泄熱通絡　熱邪

極盛與三焦相火相煽最易內竄心包逼亂神明閉塞絡脈以致昏迷不語其狀如尸俗謂發厥是也閉者宜開故以香開辛散為務 熱邪極盛三焦相火相煽最易內竄心包逼亂神明閉塞絡脈雖是喻氏之言而法以香開辛散然熱極似水一派烟霧塵天蒙住心胸不知不識如人行烟塵中口鼻皆燥非兩解不能散其勢再入溫熱之處則人當燥悶死矣且溫熱多燥辛香之品盡是燥燥與熱鬥立見其敗且心神為熱邪蒸圍非閉塞也

有形無形治法大異遇此每在敗時故前人不能
探其情今補薛生白先生一法於後極明雄黃一兩研極細
入銅勺内又研提淨牙硝六錢微火鎔化撥勻如水時急濾
清者於椀粗渣不用凝定此丹灶家秘製也凡遇前證先用
陳雨水十椀内取出一椀煎木通一錢通草三錢傾入九椀冷水
内又取犀角磨入三錢或旋磨旋與亦可每椀約二三分再
將製雄桃二三釐入椀冷々與服時時進之能於三日内進之盡必
有清痰吐出數椀而愈十救七八蓋此證死期最緩而
醫人無他法每每付之天命牛黃清心而已可勝長歎

莆田国医专科学校讲義

温病

（二册）

民國三十四年五月查訂

第四章　時逸人新感春温證治

說明　春季之際感觸時令之温邪而發病者即為新感之春温也

原因　時值仲春天氣漸温感觸春令非時之外邪刺激身體而發病者

病理　原由飲食之辛熱忿怒之不時相火之妄動勞力之過度種種素因皆足使血液起最高之熱度因其體温驟高故易感觸春令外邪熱壅於内邪受於外互相閉拒故經過時日

極其綿纏證至末期且有待鼻衄斑疹而後解者

證候 初起頭痛惡寒身熱無汗或身痛不舒或咳嗽口渴或心煩嘔痛等證繼則脘悶脇痛胸膈不舒寒熱類瘧便閉溺澀熱甚者心煩躁擾渴而能飲或作鼻衄或發斑疹

診斷 脈形舉之或弦或緊為外邪尋之或滑或數為內熱初起苔多薄白或微白尖邊俱紅或舌本紅而苔白厚兄徵痰熱之壅遏繼則舌

紅起刺中黄而隱屬邪傳胃宜用通泄胃熱之劑

治法

初起頭痛身熱惡寒無汗咳嗽者用加減荊防達表湯若惡寒輕發熱重心煩口渴咽痛者用加味葱豉桔梗湯若風熱皆重者加防風黄芩若心煩口渴咳嗽氣喘惡寒無汗者用麻杏甘石湯表寒即解内熱外達心煩脇痛寒熱擬瘧用柴胡枳桔湯熱重者用加減蒿芩清膽湯升斂加赤芍丹皮牛膝紅疹加

牛蒡 连翘 赤芍 玉金 热甚汗多烦渴不止者

用新加白虎汤，治斑疹既透，里热外达，应脉

静身凉而愈，如犹未愈者，则肠胃必有停滞

宜加疏利停滞之药

附方

荆防达表汤 （新感表温症）初起头痛身热恶寒 无汗咳嗽者用此

荆芥钱半 苏叶钱半 橘红钱半 六曲三钱 生姜二片

防风钱半 白芷钱半 杏仁钱半 赤苓三钱 葱头二个

葱豉桔梗汤 （新感表温症）恶寒轻发热重心烦 口渴咽痛者用此

葱白钱半 桔梗钱半 山栀钱半 竹叶三钱 豆豉三钱

薄荷錢半　連翹錢半　生草八分

麻杏石甘湯

麻黄八分　杏仁三錢　生草八分　生石膏四錢

（新感裏温症）熱心煩口渴咳嗽氣喘　惡寒無汗者用之

柴胡枳桔湯

柴胡錢半　黄芩錢半　枳殼錢半　桔梗錢半　半夏錢半

陳皮錢半　生姜二片　葱白錢半

（新感裏温症）表寒即解内熱外達　心煩脇痛寒熱類瘧用之

蒿芩清胆湯

青蒿錢半　枳殼錢半　製半夏錢半　廣皮錢半　黄芩三錢

竹茹三錢　碧玉散三錢包煎　赤苓三錢

（新感裏温症）熱重者用之

温病學

新加白虎湯

（新感春温症）

批：此汗多煩渴不止者用之

生石膏八錢　鮮蘆根一兩　鮮竹葉三錢　知母四錢

鮮荷葉三錢　大元參五錢　嫩桑枝三錢　燈心草五分

沙參三錢

第五章　時逸人　新感風温證治

批

說明

風温與春温之辨別在有汗與無汗之異。有汗者為風温。無汗者為春温。猶在傷寒篇中以有汗為中風。無汗為傷寒之别。此不過在名稱上略有界限耳。

原因　受時令氣候之變遷刺激身體而起

病理　中國古醫稱風為百病之長風之名義乃空氣之代名詞指病證之發生以氣候變遷為主體新感風溫證之病理亦不過因氣候變遷之戟刺使毛竅疏泄汗腺放縱交感神經弛緩故現脈緩汗出惡風等候

證候　初起頭痛身熱微惡風寒繼則微寒灼熱自汗不解心煩口渴咳嗽稀痰或胸悶脇痛或咽痛或鼻衄甚則咳血小便赤澀大便不暢

温病学

其證候略同春温然春温無汗而風温有汗最為兩證辨別之處

診斷 舌苔初則白薄尖邊紅燥甚則燥而起刺繼則舌赤苔黃或深紅無苔脉象初起多浮緩或浮數或有弦數滑數者此時令風温之邪搏於內熱之症也

治法 初起微寒灼熱自汗不解用葱豉桔梗湯加防風黃芩如惡寒已解惟身熱自汗者用新加白虎湯若內有餘熱未清胸膈作悶者用

连翘栀豉汤加黄芩竹叶

葱豉桔梗汤 方见春温证治

新加白虎汤 方见春温证治

附方

連翹梔豉湯

連翹二錢 豆豉三錢 枳殼八分 辛夷仁三分 玉金三錢

橘絡一錢 桔梗八分 山梔三錢 白叩仁二八分 八分二次沖

（新感風温證）

葉氏内3銀翹去清胸膈作

或亦用此方加黄芩竹葉

第六章 時逸人新感暑温證治

說明 夏傷於暑者謂季夏小暑大暑之令傷於暑者也其時天暑地熱感之成病者謂之暑温但

日政齋鈔本

二一〇

有兼寒兼濕之不同，及化熱化燥之各異。

原因　夏至之後，立秋之前，感受暑熱之氣而成病者。

病理　暑溫病症之界限有三：（一）為暑令流行之感冒證，俗稱暑溫，但有兼寒兼溼二分別；（二）為中熱性、熱之中暑者，俗名熱閉，古稱中暍，西名日射病；（三）為暑令穢濁之感受暑熱，與穢濁之邪夾雜而發，如霍亂、痧脹等類。茲特分別釋之：（一）暑令感冒性病症，當蒸發性，有凝著力最多，有汗不解、胸悶痞塞、身發白痦斑疹纏綿難已。兼寒者。背寒蓄熱。身形拘急。手足逆冷。兼濕者。肌肉煩疼。腹滿便泄。滑而不爽。病症主體。爲濕熱交蒸。故與他時之感冒不同。其體中造溫功能不足者。有兼寒之趨向。排泄水分能力減退者。即臨濕之朕兆。潔古所謂靜而得之。清醫雷少逸氏所述之寒濕。皆是項之病。（乙）中熱性熱之中暑證。因旅行於長途之中。或工作於烈日之下。心肺臨三部。發生急性之充血證。故體溫

渴病學　十二

增高面目發赤昏倒氣短甚者則心臟衰弱
而死（3）暑令之穢濁證時當暑令溼熱交
蒸病症之發生已較他時為多再按以穢濁
之傳播由口鼻吸受傳入血液散佈全身故
於最短期間發生中毒現狀欲吐不吐欲瀉
不瀉心煩躁擾神志不寧俗名乾霍亂亦稱
痧脹其有得吐得瀉名為霍亂但吐瀉過甚
津液大傷咽出之故乳糜外須防其心臟衰弱元氣
暴脫耳

證候

（一）暑温本證——初起微寒壯熱心煩口渴頭痛咳嗽汗出而熱不解無汗則熱轉熾胸悶脘滿小便赤澀繼則寒熱往來無休止時或有單熱無寒者或嘔或痢或心下痞或脅下痛或發斑疹或出白痦或神糊譫語或大便秘結腹滿不通

（二）暑温兼寒證——初起頭痛惡寒身形拘急肢節疼痛心煩口渴身熱無汗或微微有汗而熱不少衰上為嘔逆下為便瀉四肢

倦怠手足逆冷小便已洒然毛聳熱甚則氣粗喘促繼則寒熱類瘧寒重則寒多熱少暑重則熱多寒少不喜納穀胸腹痞滿便溏或泄瀉短黄赤或有感寒重者則吐瀉腹痛兩脛逆冷（漢古名此症為陰暑謂靜而得之）

（三）暑溫兼溼證——初起病狀與暑溫相似惟身重而痛肌肉煩疼腹悶便泄或滯下不爽小便赤澀甚者頭脹而痞氣喘面垢關節煩疼掣痛不微惡寒手足微厥洒洒怯寒

頃而

蒸蒸熱悶神煩肢體困倦胸脘飽悶或痰逆惡心或吐瀉腹痛(按暑溫夾濕在夏令為獨多南方諸省芒種之後霉雨綿綿即使天晴而乍晴乍雨空氣中水濕之氣太重感之成病斯即暑濕市俗通稱為霉溼正因霉時獨盛之故其有兼夾穢濁俗稱暑穢痧脹殆即暑溼之夾穢者)

(四)暑溫化熱證——以平素蘊熱為其素因初起背微惡寒肌膚壯熱心煩惡熱口燥

溫病學　七十七

自汗大渴引飲頭痛且暈面垢齒燥氣喘鼻煽甚則譫妄神糊面赤口噤四肢抽搐至於中暑症狀以頭痛身熱眩暈猝倒面色油黯皮現紫斑喘急而無痰聲四肢雖厥指甲多紅而温舌乾齒燥（按暑温化熱症與熱症兼暑微有不同彼因熱而受暑此因暑而亢熱然究其實際因體內造温機能增多外來之温亦甚則相同也感受熱極心臟起强直性攣急西名中熱症潔古所謂動而得之即指

[illegible]熱極心臟起[illegible]直性[illegible]。西名中熱症。

[illegible]所謂[illegible]八[illegible]三。即指——

此症而言。至中醫所述猝然昏倒。不省人事。若四肢搐搦者、名曰暑風。若身熱自汗、氣喘口噤者、名曰中暑。若手足厥冷者、名曰暑厥。上三項病症。其昏倒無知。皆同古稱中暍症。西名日射病。似不必更立名目也。）

（五）暑溫化燥症——前項暑溫諸症。誤治或失治、為其主體。溫邪久稽。津液虧耗。身熱盜汗。肌膚枯燥。心悸怔忡。煩而少寐、乾咳無痰。或咳血吐血、或唇焦、舌燥、或煩躁不安。或胸發白瘖、枯燥無津，或心煩惡熱、氣逆乾嘔，或頭目昏眩，手足痠痺，或顴赤耳聾，腰痛如折，常發暈厥者。

診斷

（一）暑溫本證——舌苔苔白，繼則黃滑。其邪傳入胃，則薰、黃、厚膩，或皂腐起孔。熱邪傳入血分，則舌色紫絳，或深紫而乾。脉象左浮而微兼緊，右洪滑而數，此暑溫初起，內熱為外寒所束。若身熱脉虛，乃熱邪內侵，心肺衰弱之故。洪滑而大，其病順，為易治；沉細弱小、

其病逆為難治

（二）暑温兼寒證——舌淡苔白或白而滑。為痰涎之壅遏或白而膩、為糟粕之停滯脉多絃細而緊或遲而滯者、此因避暑納凉、反為寒溼所困遏。（古名陰暑）。

（三）暑温兼溼證——舌光微赤苔色白膩、或黃滑屬溼邪凝滯之故脉形多沉絃而細其內熱重者乃有數象此因暑溼困遏仲景所謂脉沉而細此名溼痺其夾穢濁者其脉

乃絃細而有滯澀之象金匱所謂其脉絃細芤遲是也

(四)暑温化熱證——舌色鮮紅乾絳或紅紫起紅刺或焦黑乾枯屬熱邪深入津液枯涸[illegible]脉象洪滑屬熱邪外出脉形細數屬熱邪潛伏至於中暑脉象以沉滑有力且有[illegible]促之形方為腦受血壓之確證

(五)暑温化燥證——類多脉澀無神舌絳無津此暑熱化燥津血虧耗之故若舌形紫

每起則而有熱飲乃陰氣大傷之象不易施治

治法

(一)春溫本證——初起寒壯熱心煩口渴者用柴胡銀翹湯往來寒熱者用蒿芩清膽湯若心下痞胸脇滿似熱不爽神煩譫語者用增減黃連瀉心湯發白痦者加蔞皮象皮發斑疹者加大青葉玄參牛蒡子丹皮如熱傳於裏腹脹便閉的用承氣諸方以通利之可也

(二)春溫兼寒證——初起頭痛惡寒肢節

疼痛者用藿香正氣湯加桑枝香薷心煩口渴甚者去砂仁半夏茯苓廣皮加川連花粉俟外熱解後即以大橘皮湯溫化其濕若猶餘暑未清者即以大橘皮湯去蒼朮肉桂加山梔青蒿等以肅清之若感寒重者以胃苓湯去白朮加公丁香廣木香淡干姜以溫化之甚者少加附子五六分以溫運之

（三）暑濕兼濕證——即暑濕混合夏月最多宜先別其暑多濕多、及兼寒、兼熱之各異

者或當、初起症狀等於暑溫用加味餘麯湯
澀纖者等於暑溫兼寒以藿香正氣加香薷
桑枝益元散外邪既解專治其暑濕熱重者、
以大橘皮湯、去木香蒼朮官桂加山梔連翹
青蒿黃芩若濕重選用本方加川朴枳實可
也吐逆、加生姜半夏夾穢濁重而脹滿者
外治參用刺法、刮法內服以仁香湯功效甚捷
（四）暑溫化熱證——氣分熱、新加白虎湯
為主血分熱以犀角地黃湯為主至中暑暑症、

急移置涼處，解去衣帶，俾先得新鮮之空氣，務高其頭部，次灌以飛龍奪命丹或紅靈丹五分，神甦之後，宜辨其兼症夾症，隨症用藥。

（五）暑溫化燥症——暑溫感受，戕傷津液，必傷誤治，或失治，熱邪久稽，必至化燥傷陰。津液虧耗，身熱盜汗，肌膚枯燥者，用王氏新訂清暑益氣湯；心悸怔忡，煩而少寐者，用酸棗仁湯去川芎，加二冬、歸身、玄參、生地；乾咳無痰，咳血，陰虧血燥，用麥門冬湯合瓊玉膏。其胸發枯燥、無津之白痦，及有心煩懸熱之乾嘔者，用竹葉石膏湯；手足瘈瘲者，用阿膠雞子黄湯；常發暈厥者，用加味集靈膏。

（按）金匱於暑門祇載二方：一為白虎加人參湯，治太陽中暍，身熱汗出而渴，此以暑熱傷氣，清熱補氣之法也；一為瓜蒂湯，治太陽中暍、身熱疼重而脈微弱，此以夏月傷冷水，水行皮中所致也。對於暑熱傷氣、水溼停滯二項，誠能顧及，然舉一隅不足以概全體，後世之論暑症者張鳳逵治暑全書曰暑病首用辛凉繼用甘寒終用甘酸歛津雖已得治暑選藥之要然專指本證而言兼證未曾敘及何氏印岩云暑病挾溼名曰暑溼暑病挾穢名曰暑穢（俗名痧脹）兼感風凉名曰風暑病多暈厥名曰暑厥（俗名中暑）暑病咳血名曰暑瘵至於外生暑癤熱瘡內則霍亂吐利尤為數見不鮮故喻氏謂夏月病最繁多洵為確論用藥極宜慎重切不可一見暑病不審其

有無寒症、痰症、而擅用清涼也。治暑大法，辛涼宜上藥，輕則薄荷、連翹、竹葉、荷葉，重則香薷、青蒿、蘆根、滑石等類。甘寒清中藥，輕則茅根、蘆根、梨汁、竹瀝，重則石膏、知母、西瓜汁、菉豆衣等類。甘酸斂津藥，輕則梅乾、冰糖，重則五味、沙參、麥冬等類。此選藥之大概也。至於分別病症選藥施治，兹據前哲俞氏之所分別如下：

「一」暑濕乃濕熱黏膩之邪，最難驟愈，初用芳

温病講義

淡輕則藿香佩蘭荳蔻苓通草重則蒼朮石膏
草果知母薏仁滑石而炒香枇杷葉鮮冬瓜
皮尤為芳淡清泄之良劑繼用苦辛通降輕
則梔芩橘皮重則連朴香楝佐以蘆根燈心
而五苓配三石尤為辛通清泄之重劑二者
穢證最繁重輒至悶亂煩躁嘔噁肢冷甚則
耳聾神昏急用芳香辟穢藥輕則茹心豉菖蒲
紫金丹重則至寶絳雪而鮮青蒿鮮薄荷鮮
佩蘭鮮銀花尤為清芬辟穢之良藥外用通

閉竅覺處用緊穴針刺之法處節速為宣風
石菖鐵涇濁先投鮮菊花首用辛涼氣熱清宣
解如蔥白香薷薄荷橘皮豆豉連翹牛蒡桔
梗皮鮮茅根綠豆皮鮮竹葉等均可隨症選
用身痛肢困者佐海風藤秦艽桑枝竹茹絲
瓜絡橘絡等一二味可也繼用清涼芳烈藥
泄熱辟穢如青蒿茵陳桑葉菊花山梔玉金
蘆根燈心等穢濁重者如金汁人中黃大青
葉石菖蒲等亦可隨加如神識昏糊苔色厚

寒經
熱極傷絡

[illegible]

賊者輕則玉樞丹，重則至寶丹，甚宜急用「四暑厥」乃中暑之至急證（西名日射病）。其人面垢肢冷，神識昏厥，急用芳香開竅藥，如行軍散、飛龍奪命丹等最效。神甦後，宜辨其兼症夾症，隨症用藥。「五暑瘵」乃熱極絡脈之暴證，急用甘涼鹹降藥，西瓜汁和童便服，或用鮮茅蘆根各一兩，丹皮、白芍各三錢，犀角八分，煎服，汁亦有速效。「六暑癤」乃熱襲皮膚之輕症，但用荷葉搗汁，調生大黃末，或硼酸末屢

地漿水（乃掘三尺深之紅土泥渣清水是也）

地漿水（乃掘三尺深之紅土泥渣清水是也）

痧症名「火熱霍亂」最爲夏月危急之證急進
清熱化濁方能有效先用紅靈丹一二錢研
服以辟暑穢繼投分利清濁地漿水澄清調
服玉樞丹一二錢以定清亂次辨其夾症如
夾食滯可選用神曲焦查枳實青皮陳佛香
陳香櫞皮雞內金等如夾氣鬱可選用香附
玉金陳皮枳殼白蔻仁廣木香等「八乾霍亂」
其人吐瀉不得腹痛昏悶俗名絞腸痧病雖
險急而易愈急用吐瀉法以炒黃食鹽陰陽

温病學　　八十五

生熟水泡湯調入飛馬金丹十四五粒或飛龍奪命丹三五分使其上吐下瀉急稿其邪以安正歷驗如神

附方

加味銀翹湯

治暑温本證初起惡寒壯熱心煩口渴者

銀花三錢　益元散三錢　炒川連八分　知母二錢　炒川朴八分

連翹三錢　薄荷錢半　竹葉二錢　玉金錢半　炒枳殼錢半

無汗加香薷　汗多加生白芍　口渴加花粉

蒿芩清胆湯方見春温證治

暑温本證往來寒熱者用之

暑溼卒發

若心下痞胸脇滿但熱不寒神煩躁譫語者用之

增減黃連瀉心湯

川連八分 飛滑石三錢 小枳實錢半 炒苡米三錢 黃芩錢半

淡竹瀝一瓢 製半夏錢八 生姜汁一滴

煎法 先用炒冬瓜子一兩 通草一錢 燈心五分 鮮菖蒲葉錢半 煎湯代水

暑溫兼寒證

暑溫兼寒證——初起頭痛惡寒肢節疼痛者用之

藿香正氣湯

藿香錢 川朴一錢 製半夏錢 赤苓二錢 佩蘭錢

蘇梗錢半 白芷錢半 廣皮二錢 砂仁八分 炒麯二錢

大橘皮湯

溫病學

廣皮二錢 赤苓二錢 滑石四錢 檳榔錢半 木香錢半

桂枝八分 蒼朮二錢 猪苓錢半 澤瀉錢半

暑温兼寒證——從外寒解後即以之

胃苓湯

蒼朮三錢 川朴二錢 炒苡米錢半 猪苓錢半 桂枝一錢

廣皮錢半 赤苓三錢 炒半夏一錢 澤瀉錢半 滑石二錢

暑温兼寒證

暑温兼寒證 若感寒重者用之

仁香湯

白蔻仁八分 檀香錢半 藿香錢半 香附二錢 竹茹三錢

砂仁八分 丁香四分 木香八分 廣皮錢半 生草五分

暑温兼寒證

暑温兼寒證 若挾濁重者而成病脹者 內服以此用之

暑温化熱證——氣分熱甚者 新加白虎湯方見春温證治

暑温化热证
血分热者用之
犀角地黄湯
犀角 地黄 赤芍 丹皮
新訂清暑益氣湯
暑温化燥症——暑温感受燥邪
西参 麦冬 竹叶 知母 粳米
津液少伤误治或失治热邪久稽
营化燥伤阴津液耗者热
石斛 黄連 荷梗 甘草 西瓜衣
盗汗肌肤枯燥者用之
酸棗仁湯
暑温化燥症
心悸怔忡烦而少寐者用之
棗仁三錢 川芎一錢 知母二錢 生地三錢
暑温化燥症
麦門冬湯
乾咳無痰咳血咯血者用之
麦冬五錢 半夏二錢 沙参二錢 甘草一錢 粳米五錢

暑温化燥症

温病学

潤燥膏

大棗二個

瓊玉膏

生地四斤 茯苓十二兩 沉香末三錢 白蜜二斤 人參二兩

西珀末三八

暑溫化燥症

同麥門冬湯一樣

暑溫化燥症

共熬成膏和入沉香珀末每早晚各服

二錢開水送下

竹葉石羔湯

暑溫化燥症

暑溫化燥症

凡胸發枯燥無津之白瘖

及有心煩惡寒之乾嘔者 竹葉三錢 生石羔三錢 炒半夏一錢 沙參二錢 麥冬三錢

用之 甘草一錢 粳米三錢

暑溫化燥症

暑溫化燥症

手足痙瘛者用之

阿膠鷄子黃湯

阿膠二錢 白芍三錢 石決明五錢 鉤藤二錢 生地六錢

炙草一錢 生牡蠣五錢 茯神三錢 雞子黃四枚

打匀先煎代水 牡蠣決明先煎後納

阿膠烊化沖服

加味集靈煎

人參一錢 天冬三錢 生地三錢 甘杞子三錢 牛膝二錢

麥冬三錢 熟地一兩 仙靈脾二錢 白芍三錢 生牡蠣六錢

石決明六錢

暑溫化燥症

暑溫化燥症

頭眩暈厥者用之

溫病學

八十八

□医学楼

治太阳中暍身热疼重湯
而脉微弱此用之
[illegible]

煎法　將熟地切煞先煎代水後下諸藥煎濃汁溫服

瓜蒂湯

瓜蒂三錢　煎湯溫服取吐

第七章　郭志道外感冬溫證治

原因　冬溫者。天應寒而反溫。感受溫氣而成。故名冬溫。冬溫者諸內經。金匱以及傷寒雜病等書。有傷寒而無冬溫。迨南醫輩出。始有其名。皆因冬令太溫。陽失潛藏。甚至桃李含苞。冰雪罕見。以致人身之氣。有泄而無藏。人或正氣有虧。則邪尤易感。茲將病之原由狀態主治分述如下。

（一）（病源）温邪在表。

（病狀）頭痛。無汗發熱。惡寒。口渴。鼻乾。脈數。

（治法）辛涼汗解。

（用藥）桑葉三錢。牛蒡二錢。荊芥錢半。薄荷八分。杏仁三錢。豆豉三錢。連翹二錢。葛根錢半。蔞皮二錢。

(三)(病源)邪不汗解。漸傳氣分。

(病狀)汗出惡寒。頭痛已除。熱仍不解。咳嗽脅痛。煩悶口渴。舌燥苔黃。

(治法)清氣透邪。

(用藥)牛蒡二錢。桑葉三錢。叭杏三錢。桔梗一錢。銀花三錢。象貝三錢。蔞皮三錢。甘草四分。連翹二錢。枇杷葉三錢。白蘿蔔一兩。

(三)(病源)邪傳陽明氣分。

(病狀)惡熱懊憹。渴飲汗多。舌黃尖赤。脈洪或數。

（治法）清胃透邪。

（用藥）沙參三錢。石膏四錢。知母二錢。杏仁泥三錢。桑葉三錢。銀花四錢。連翹三錢。甘草六分。

（四）（病源）邪在肺胃。

（病狀）煩熱神昏。脈數舌赤苔黃。大渴引飲咳嗽。痰或帶血。身隱約發現斑疹。

（治法）清氣透斑。

（用藥）玄參三錢。沙參三錢。石羔四錢。桑葉三錢。牛蒡三錢。川貝二錢。杏仁泥三錢。銀花四錢。連翹三錢。茅根蘆根各一兩。

（五）（病源）熱邪傳營。

（病狀）煩躁。口渴。熱盛。神昏。譫語。斑疹色紅。舌絳苔黃。

（治法）清營透邪。

（用藥）青蒿二錢。白薇錢半。丹皮錢半。赤芍錢半。玄參三錢。洋參三錢。連翹三錢。鮮菖蒲四分。竹葉卅張。茅根兩扎。

牛蒡為透斑藥

牛蒡為透斑藥

（六）（病源）邪入血分。

（病狀）煩熱。譫語神昏。舌絳焦糙。唇焦齒垢。斑紫或黑。脈數或促。

（治法）涼血透邪。

（用藥）犀角五分。鮮石斛八錢。鮮生地一兩。赤芍二錢。粉丹皮二錢。玄參三錢。連翹四錢。白薇二錢。鮮菖蒲五分。廣鬱金錢半。甘中黃六分。至寶丹一粒。（燉鮮荷葉）藕一兩。

（又病狀）陰傷風動。

（病狀）斑疹頻透。神迷妄笑。舌絳而乾。尋衣摸床。手足振顫而煩熱。

（治法）養陰却熱。

（用藥）羚羊角五分。鮮石斛八錢。西洋參三錢。蛤粉阿膠三錢。鮮生地一兩。麥門冬五錢。左牡蠣一兩。鮮菖蒲八分。炙甘草八分。大麻仁三錢。

（乙）（病源）邪盛正虛。

（病狀）初起舌燥乾。神便昏。煩熱脈數。或吐。或瀉。無熱神昏。多寐脈軟不食。

（治法）甘涼養胃。倘吐瀉傷陽。則用甘溫和胃。

（用藥）鮮石斛三錢。麥門冬三錢。西洋參一錢。冬桑葉三錢。金銀花三錢。甘草八分。粳米一撮。

人参一錢。姜半夏錢半。廣陳皮一錢。白茯苓三錢。甘草八分。竹茹錢半。穀芽三錢。

（九）（病理）熱結在腑。

（病狀）舌黃唇乾神昏譫語煩躁脈搖或伏便閉腹硬頻轉矢氣。

（治法）撤下存陰。

（用藥）鮮石斛三錢。鮮生地三錢。首烏三錢。生錦紋二錢。玄明粉一錢。瓜蔞仁三錢。

伏氣溫病篇

時逸人氏云凡病邪之潛伏未嘗感而即發者皆為伏氣本篇採集先聖後賢所論伏熱伏暑伏火諸證治因以伏氣溫病名篇較之新感溫病有暴發潛伏之殊俾學者臨診時知辨同异自免混淆

編者

第一章 內經伏氣溫熱論

素問生氣通天論曰。冬傷於寒。春必病溫。張仲景曰。冬時嚴寒。萬類深藏。君子固密。則不傷于寒。章虛谷曰。冬寒伏於少陰。鬱而化熱。乘春陽上升而外發者。為實證。

金匱真言論曰。夫精者。身之本也。故藏於精者。春不病溫。王啟冬月精氣伏藏，則陽不妄行，故春無溫病。　尤拙吾曰：冬傷于寒，春月溫病之由；而冬不藏精者，又冬時受寒之源也。吳鞠通曰：不藏精，非專主房勞說，一切人事之能動搖其精者皆是。即冬日天氣應寒，而陽不潛藏，如春日之發泄，甚至桃李反花之類亦是也。　章虛谷曰：經論溫病有內伏而發外者，有外感隨時而病者，其由內伏發外者，又有虛實二證。上條為實證，此條為虛證也。

熱論篇曰：凡病傷寒而成溫者，先夏至日者為病溫，後夏至日者為病暑，暑當與汗出，勿止。　王啟玄曰：此以熱之微甚為義也。陽熱甚之氣。故曰溫陽熱。大盛故曰暑。楊上善曰：冬傷於寒，輕者夏至以前發爲溫病。重者夏至以後發爲暑病。雄按：觀此則暑乃陰寒之氣，既鬱既深，入鬱久化熱，自內而出。傷寒序例云：暑病者熱極，重於溫也。是暑病者，其實熱病也。沈堯封曰：傷寒有五。熱病乃其一耳。餘論候數失矣。章虛谷曰：此言凡病傷寒則不獨指冬時之寒也。蓋寒邪化熱，隨時皆有也。雄按：脈要精微論曰：彼春之暖，爲夏之暑，夫暖即溫也，熱之漸也，然夏未至則不熱，故病猶曰溫。其首先犯肺者，乃外感溫邪。若夏至後則漸熱，故病發名曰暑。蓋六月節曰小暑，六月中曰大暑，與冬

真

互從之从寒大暑相對待是病暑即病熱也乃仲聖以夏月外感熱病名曰暍者對于伏氣之熱病而言也說文云暍傷暑也漢書武帝紀云夏大旱民多暍死故暑也熱也暍也皆夏令一氣之名也後人不察妄騰口說甚至謂太極推先天非不辯也其實與病情無涉而於醫理反混淆也銓按此言其常也然春時亦有熱病又日亦有溫病溫之輕者也熱溫之重者也故古人往往互稱

刺熱篇曰肝熱病者小便先黃腹痛多臥身熱熱爭則狂言及驚脅滿痛手足躁不得安臥庚辛甚甲乙大汗氣逆則庚辛日死刺

治疗學

九十四

足厥陰少陽。其逆則頭痛員員，脉引衝頭也。

吳鞠通曰：肝病小便先黃者，肝脉絡陰器，又肝主疏泄，肝病則失其疏泄之職，故小便先黃也。腹痛多卧，木病尅脾土也。熱爭，邪熱盛而與正氣相爭也。狂言及驚，手厥陰心包病也，心與厥陰同氣，熱爭則手厥陰亦病也。脇滿痛，肝脉行身之兩旁，脇其要路也。手足躁不得安卧，肝主風，風淫四末，又木病尅土，脾主四肢，木病熱必吸少陰腎水，而真陰傷，故躁擾不得安卧也。庚辛金日甚，金尅木也。甲乙肝木旺時，汗出而愈。氣逆謂病重而不順其可愈之理，故逢其不勝之日而死也。厥陰少陽並刺者，病在臟兼瀉其腑也。逆則頭痛以下肝主升病極而上升之故。剋庚辛日甚以下之理。餘臟倣此。

心熱病者，先不樂，數日乃熱，熱爭則卒心痛，煩悶善嘔，頭痛面赤無汗，壬癸甚，丙丁大汗，氣逆則壬癸死，刺手少陰太陽。

吳鞠通曰：心病先不樂者，心包名膻中，居心下，代君行事，經謂膻中為臣使之官，喜樂出焉，心病故不樂也。卒心痛，凡實痛皆邪正相爭，熱爭故卒然心痛也。煩悶，心主火故煩，膻中氣不舒故悶。嘔，肝病也，木火同氣，熱甚而肝病亦見也，且邪膈上多善嘔也。頭痛，火升也。面赤，火色也。無汗，汗為心液，熱耗液乾，汗不得通。

也。章虛谷曰：人身生陽之氣，根於腎臟，始發於肝，木生火，火生土，土生金，金生水，水又生木，如是生生不息，則安和無恙也。邪伏血氣之中，必隨生陽之氣而動，動甚則病發，然其發也，隨氣所注而異，是故難經言溫病之脈，行在諸經，不知何經之動也。如仲景所論，或發於陰經，或發於陽經，正合難經之言也。今內經按生氣之序，首列肝，次以心脾肺腎，以明邪隨生氣而動，其於不定之中，自有一定之理，是以印證難經、仲景之言，而軒岐越人仲景之一脈相承，更可見矣。

脾熱病者，先頭重頰痛，煩心顏青，欲嘔身熱，熱爭則腰痛不可用俯仰腹滿泄而頷痛甲乙甚戊己大汗氣逆則甲乙死刺足太陰陽明 吳鞠通曰脾病頭先重者脾屬濕土性重經謂濕之中人也首如裹故脾病頭先重也頰少陽部也土之與木此負則彼勝土病而木病亦見也煩心脾脉注心也顏青欲嘔亦木病也腰痛不可用俯仰脾病則胃不能獨治陽明主約束而利機關故痛而至於不可俯仰也腹滿泄脾經本病頷痛亦木病也

肺熱病者先淅然厥起毫毛惡風寒舌上黃身熱熱爭則喘欬痛走胸膺背不得太息頭痛不堪汗出而寒丙丁甚庚辛大汗氣逆則丙丁死刺手太陰陽明出血如大豆立已 吳鞠通曰肺病先

惡風寒者肺主氣又主皮毛肺病則氣膹鬱不得捍衛皮毛也舌上黃者肺氣不化則溼熱聚而為黃苔也喘氣鬱極也欬火尅金也胸膺背之俯也皆天氣主之肺主天氣肺氣鬱極故痛也走者不定之詞不得太息熱閉肺臟也頭痛不堪亦天氣膹鬱熱不得泄直上衝腦也鬱熱而腠開汗出其熱暫泄則寒也

腎熱病者先腰痛胻痠苦渴數飲身熱熱爭則項痛而強胻寒且痠足下熱不欲言其逆則項痛員員澹澹然戊己甚壬癸大汗氣逆則戊己死刺足少陰太陽　吳鞠通曰腎病腰先痛者腰為腎之府又腎脈貫脊會於督之長強穴胻腎脈入跟中以上腨內太

陽之脉亦下貫腨內腨即腓也瘦熱鑠液也苦渴數飲腎主五液而惡燥病熱則液傷而燥故苦渴而飲水求救也項太陽之脉從巔入絡腦還出別項下膂痛至於熱爭臟病甚而移之於故項痛而強也胻寒熱極而寒也足下熱督脉從小指之下斜趨足心涌泉穴病甚而熱也不欲言有無可奈何之苦也所以急上逆則項更痛員員澹澹一身不能自主難以形狀之癒也

肝熱病者左頰先赤心熱病者顏先赤脾熱病者鼻先赤肺熱病者右頰先赤腎熱病者頤先赤病雖未發見赤色者刺之名曰治未病　章虛谷曰此更詳五臟熱邪未發而先見於色之可辨也

温病學　　九十七

左頰顴鼻右頰頤是肝心肺脾腎藏之氣應於面之部位也病雖未發其色先見可見邪本伏於氣血之中隨氣血流行不休覺更可印證難經所云溫病之脉行在諸經不知何經之動也故其發也必隨生氣而動而先見色於面良工望而知其熱動之處乘其始動即刺而泄之使邪勢殺而病自輕即難經所云隨其經之所在而取之者是為上工治未病也用藥之法亦可類推矣

治諸熱病以飲之寒水乃刺之必寒衣之居止寒處身寒而止

章虛谷曰以其久伏之邪熱從內發故治之必先飲寒水從裏

逐熱然後刺之從外而泄再衣以寒居處以寒身寒熱除而後止 雄按今人不讀内經雖温熱暑疫諸病一概治同傷寒禁其涼飲厚其衣被閉其户牖因而致殆者我見實多然飲冷亦須有節過度則有停飲腫滿嘔利等患更有愈後手指足縫出水速投米仁三兩茯苓三兩白朮一兩車前五兩桂心一錢名驅經保脫湯連服十劑可免脚趾脫落此即諺所謂脫脚傷寒也亦不可不知若飲冷雖多而汗出亦多必無後患

太陽之脉色榮顴骨熱病也榮未交曰今且得汗待時而已與厥陰脉爭見者死期不過三日其熱病内連腎 章虛谷曰此明外

感與伏邪並病之證也與熱論篇之兩感同中有異彼則內外同時受邪內外俱病故不免於死此則外感先發伏邪後發者可生若同發則死期不過三日也云太陽之脉者邪受太陽經脉即一日巨陽受之頭項痛腰脊強者是也色榮顴骨者鮮榮色亦見於顴骨也蓋顴者骨之本骨者腎所生腎臟伏熱之邪已動循榮血見色於顴也榮未交今且得汗待時而已者言太陽經脉外受之邪與榮血中伏熱之邪尚未相交今且使其得汗先解外邪所謂未滿三日可汗之是也其內伏之邪後發待臟氣旺時可已如腎熱病待壬癸日得大汗而已也又如所云

見於色者刺之名治未病亦可也倘與厥陰經脉病證爭見則腎肝皆有邪熱內發其勢必與太陽外邪連合而不可解故比之兩感死期更速不過三日也蓋兩感病起於經必待胃氣盡六日方死者此則其熱病內連腎臟本元即絕故死速也

少陽之脉色榮頰前熱病也榮未交曰今且得汗待時而已與少陰脉爭見者死期不過三日　章虛谷曰上言肝熱病者左頰先赤肝為厥陰膽為少陽相表裏者也外邪受於少陽經脉而肝臟伏熱之色榮於頰前若外內之邪尚未相交今且使其得汗以解外其內發之熱可待臟氣旺時而已若與少陰經脉病證

温病　坦子

爭見則肝遺腎熱而內外邪勢必交合難解死期不過三日也
大抵外內之邪發有先後而不交合尚可解救故要緊在榮未
交一句下文病名陰陽交亦即榮已交之義也經文止舉太陽
少陽兩證不及陽明太陰合病者余竊度之以陽明之腑可用
攻瀉之法不至必死非同太陽少陽厥陰其邪連合而無出路
則必死也

評熱病論帝曰有病溫者汗出輒復熱而脈躁疾不為汗衰狂言
不能食病名為何岐伯曰名陰陽交交者死也　葉香巖曰交者
陰液外泄陽邪內陷也　尤拙吾曰交非交通之謂乃錯亂之謂

也陰陽錯亂而不可復理攻其陰則陽扞之不得入攻其陽則陰持之不得通故曰交者死也鄭氏謂即是兩感病然兩感是陰陽齊病而非陰陽交病也　章虛谷曰陰陽之氣本來相交而相生者今因邪勢彌漫外感陽分之邪與内發陰分之邪交合爲一而本元正氣絶矣故病名陰陽交交者死非陰陽正氣之相交也下文明其所以然之理

人之所以汗出者皆生於穀穀生於精今邪氣交爭於骨肉而得汗者是邪却而精勝也精勝則當能食而不復熱復熱者邪氣也汗出者精氣也今汗出而輒復熱是邪勝也不能食者精無俾也

病而留者，其壽可立而傾也。且夫熱論曰：汗出而脉尚躁盛者死。今脉不與汗相應，此不勝其病也，其死明矣。狂言者是失志，失志者死。今見三死，不見一生，雖愈必死也。章虛谷曰：汗生於穀，穀生於精者，謂由天元精氣化水穀以生津液，發而爲汗，邪隨汗泄，則邪却而精勝也。精氣勝則當能食，以化水穀，其邪已泄則不復熱矣。乃復熱者，邪氣未去也。其所出之汗，精氣走泄也。故汗出而輒復熱，是精却而邪勝也。所以不能食，精無俾也。俾者，倚藉之謂。其病雖留延，其壽可立待而傾也。古論云：汗出而脉躁盛者死，正謂其精却而邪不去也。若邪去而精氣存，脉必靜

玄參
生地
麥冬｝湯　三物黃芩

矣今脉與汗不相應則精氣不勝邪氣也其死明矣且狂言是失志失志者死一也汗出後熱精却邪勝二也汗與脉不相應三也今見三死證不見一生證雖似愈必死也 雄按温證誤作傷寒治而妄發其汗多有此候 汪按此條為温證不可妄表之訓故隱一語可謂要言不煩蓋温病誤表縱不成死候亦必不易愈矣麻黄桂枝人猶躍躍欲試人者陶節庵之柴葛解肌湯也

陽明脉解篇曰足陽明之脉病惡人與火聞木音則惕然而驚鐘鼓不為動聞木音而驚何也岐伯曰陽明者胃脉也胃者土也故

聞木音而驚者土惡木也帝曰其惡火何也岐伯曰陽明主肉其脈血氣盛邪客之則熱熱甚則惡火帝曰其惡人何也岐伯曰陽明厥則喘而惋惋則惡人　章虛谷曰土被邪困更畏木克故聞木音而驚也鐘鼓之音屬金土故不爲動也熱甚故惡火仲景所云不惡寒反惡熱也邪結而氣厥逆則喘而惋惋者懊憹故惡人也

帝曰或喘而死者或喘而生者何也岐伯曰厥逆連臟則死連經則生　章虛谷曰邪結在腑則氣阻而喘不能循經達於四肢而又厥逆蓋四肢稟氣於脾胃也邪內入則連臟故死外出則連

經故生。

帝曰病甚則棄衣而走登高而歌或至不食數日踰垣上屋所上之處皆非其素所能也而反能者何也岐伯曰四肢者諸陽之本也陽盛則四肢實實則能登高也帝曰其棄衣而走者何也岐伯曰熱盛於身故棄衣欲走也帝曰其妄言罵詈不避親疎而不欲食不欲食故妄走也　章虛谷曰四肢稟氣於脾胃為臟腑之海而陽明行氣於三陽故四肢為諸陽之本也邪盛於胃氣實於四肢則能登高也熱盛於身故棄衣欲走邪亂神明怒氣衝動故妄言罵詈胃中邪實不欲飲食四肢多力則妄走也是大

浮—表
沉—裏
遲—寒
速—熱
澀—虛

承氣湯之證其邪連經脈必滑大下之可生其邪連臟脈必沉細仲景云陽病見陰脈者死則雖有下證不可用下法矣　雄按溫證誤投熱藥補劑亦有此候經證亦有用白虎湯者沉細之脈亦有因熱邪閉塞使然形證實者下之可生未可概以陰脈見而斷其必死凡熱邪壅遏脈多細耎遲澀按證清解自形滑數不比內傷病脈涼藥而脈加數者為虛也　汪按大承氣證仲聖謂脈弦者生澀者死涸澀則云弦則尚有可生之機未必生澀則斷無不死者也余所見滑大者固下之不必顧忌亦有弦而兼澀下之而愈者若大汗淋漓者可用白虎也

生氣通天論曰因於暑汗煩則喘喝靜則多言　吳鞠通曰暑為火邪與心同氣心受邪迫汗出而煩喘喝者火尅金故喘遏鬱胸中清廓之氣故欲喝而伸之其或邪不外張而內藏於心則靜心主言暑邪在心雖靜亦欲自言不休也

刺志論云氣盛身寒得之傷寒氣虛身熱得之傷暑　林觀子曰雖云身寒實指身發熱言也要以意得之　吳鞠通曰此傷寒暑之辨也經語分明如此奈何世人悉以治寒法治溫暑哉

雄按不但寒傷形暑傷氣截然分明寒而為陰邪暑為陽邪亦如水火之不相射經云天寒地凍天暑地熱又云陰陽之升降

溫病學 [illegible]

寒者彰其兆理極明顯奈後賢道在邇而求諸遠遂不覺其立言之失而用藥之非也　塗按云得之者推原受病之始分清證因也傷寒傷暑為內經兩大綱是從對待說若春傷於風夏生飧泄云云則從四序說喻氏於內經中又補傷燥可見諸氣感人皆能為病先聖後賢論極昭析何今人治感不論何證但以傷寒藥治之而不知有溫暑燥濕之異陋矣

熱論篇帝曰熱病已愈時有所遺者何也岐伯曰諸病遺者熱甚而強食之故有所遺也若此者皆病已衰而熱有所藏因其穀氣相薄兩熱相合故有所遺也帝曰治遺奈何岐伯曰視其虛實調

其逆從可使必已也帝曰病熱當何禁之岐伯曰病熱少愈食肉則復多食則遺此其禁也　葉香巖曰因食復勞復女勞復而發汗必致亡陽而死　章虛谷曰此言病初愈餘熱留藏於經絡血氣中而未淨因食助氣則兩熱相合而復熾故食肉病必復發多食穀則邪遺留必淹纏難愈故當戒口清淡稀粥漸爲調養也

論疾診尺篇曰尺膚熱甚脈盛躁者病溫也其脈盛而滑者病且出也　吳鞠通曰經之辨溫病分明如是何世人悉謂傷寒而悉以傷寒足三陰經溫法治之哉張會卿作類經割裂經文蒙混

咸章由來細也細纏也尺膚熱甚火鑠精也脈盛躁精被火煎沸也脈盛而滑邪熾向外也　此節以下診溫病之法

平人氣象論曰人一呼脈三動一吸脈三動而躁尺熱曰病溫尺不熱脈滑曰病風脈澀曰痺　吳鞠通曰呼吸俱三動是六至脈矣而氣象又急躁若尺部肌膚熱則為病溫蓋溫病必傷金水二臟之津液尺之脈屬腎尺之皮屬肺也此處肌肉熱故知為病溫其不熱而脈兼滑者則為病風風之傷人也陽先受之尺為陰故不熱也如脈動躁而兼澀是氣有餘而血不足病則為痺矣

玉版論要曰病温虛甚死　吳鞠通曰病温之人精血虛甚則無陰以勝温熱故死

靈樞篇曰熱病三日而氣口靜人迎躁者取之諸陽五十九刺以瀉其熱而出其汗實其陰以補其不足者　吳鞠通曰田人迎躁邪在上焦故取之諸陽以泄其陽邪陽氣通則汗隨之實其陰以補其不足者陽盛則陰衰瀉陽則陰得安其位故曰實其陰瀉陽之有餘即所以補陰之不足故曰補其不足也　又曰實其陰以補其不足此一句實治温熱之吃緊大綱蓋熱病未有不耗陰者其耗之未盡則生盡則陽無留戀必脫而死也真能

治刺序　一百零五

體味斯言思過半矣　汪按葉氏必以保津液為要細考經文此條可知其理奈何恣用升提溫燥重傷其津耶

身熱甚陰陽皆靜者勿刺也其可刺者急取之不汗出則泄所謂勿刺者有死徵也　吳鞠通曰陽證陰脈故曰勿刺

熱病七日八日動喘而弦者急刺之汗且自出淺刺手大指間　吳鞠通曰喘為肺氣實弦為風火鼓蕩故淺刺手大指間以泄肺熱肺之熱痹開則汗出大指間肺之少商穴也

熱病七日八日脈微小病者溲血口中乾一日半而死脈代者一日死　吳鞠通曰邪氣深入下焦逼血從小便出故溲血腎精告

竭陰液不得上潮故口中乾脈至微小不惟陰精竭陽氣亦從而竭矣死象自明倘脈實者可治。

熱病已得汗出而脈尚躁喘且復熱勿刺膚喘甚者死。 吳鞠通曰熱不為汗衰金受火尅喘而化源欲絕故死然間有可治者。

熱病不知所痛耳聾不能自收口乾陽熱甚陰頗有寒者熱在骨髓死不可治。 吳鞠通曰不知所痛正衰不與邪爭也耳聾陰傷精欲脫也不能自收正氣憊也口乾熱甚陽邪獨盛也陰頗有寒熱邪深入陰分外雖似寒而熱在骨髓也故曰死不治其有陰精未至涸竭者間可徼幸得生。

易 溫病 卷一　　一百四十六

熱病已得汗，而脈尚躁盛，此陰脈之極也，死。得其汗而脈靜者生。

吳鞠通曰：汗後脈躁，陰虛之極，故曰死。然雖不可刺，能以甘涼藥決之，得法亦有得生者。

熱病者，脈尚躁盛而不得汗者，此陽脈之極也，死。脈盛躁得汗靜者生。吳鞠通曰：脈躁無汗，陽盛之極，陽盛而至於極，陰無容留之地，故亦曰死。雖然，較前陰陽俱靜有差，此證猶可大劑急急救陰，亦有活者。即已得汗而陽脈躁甚，邪強正弱，正尚能與邪爭，若留得一分津液，便有一分生理，貴在留之得法耳。至陰陽俱衰，邪氣深入下焦陰分，正無捍邪之意，直聽邪之所為，不死何待。

熱病不可刺者有九。一曰汗不出，大顴發赤，噦者死。　雄按：汗不出，大顴赤，似屬陽盛；噦者，呃忒也，肺胃之氣不降，則呃忒而上逆也。治以輕清肅化之劑，病似可瘳，何以經文即斷為不可刺之死候？殆謂熱邪方熾，而腎陽欲匱，陽已無根，病深聲噦之證歟？則其噦必自下焦而升，病由冬不藏精所致，更察其脈，亦必與上焦陽盛之病有別也。

二曰泄而腹滿甚者死。　雄按：腹滿者當泄之，既泄而滿甚，是邪尚踞而陰下脫，猶之乎熱不為汗衰也，故死。又陳遠公云：喘滿

診病學　　一百零七

五譫語下利一齊同見者不治若有一證未見者或可望生宜用人參麥冬白芍各一兩石膏五錢竹茹三錢名挽脫湯欲脫未脫時亟服之庶幾可挽

三曰目不明熱不已者死　吳鞠通曰目不明精散而氣脫也經曰精散視歧又曰氣脫者目不明熱猶未已仍鑠其精而傷其氣不死得乎　汪按此目不明乃難經所謂脫陰者目盲也陰竭而熱猶不已安得不死

四曰老人嬰兒熱而腹滿者死　雄按腹滿者宜泄之老人嬰兒不任大泄既不任泄熱無出路老弱陰液不充之體涸可立待

故曰死

五日汗不出嘔下血者死　雄按汗不出熱内逼上干清道以爲嘔迫鑠於營而下血陰液兩奪是爲死徵

六日舌爛熱不已者死　吳鞠通曰陽邪深入則一陰一陽之火結於血分腎水不得上濟故舌本爛熱退猶可生熱仍不止故曰死也　汪按此舌爛乃由腎中虛陽故斷爲死候與肺胃熱熾大熱口舌糜腐者大異

七日欬而衄汗不出出不至足者死　吳鞠通曰欬而衄邪閉肺絡上行清道汗出邪泄可生不然則化源絕矣　雄按汗出不

至足者脾氣不能下及亦是化源絕之徵也

八曰髓熱者死九曰熱而痙者死腰折瘛瘲齒噤齘也　吳鞠通曰髓熱者邪入至深至於腎部也熱而痙邪入至深至於肝部也　此節歷叙熱病之死徵以禁人之刺為刺則必死也然刺固不可亦有可藥而愈者猶刺法能泄能通開熱邪之閉結最速至於益陰以存津實刺法之所短而湯藥之所長也　注按統觀死候九條大抵由於陰竭者為多吳氏語破的

第二章　仲景伏氣溫病證治

傷寒論師曰伏氣之病以意候之今月之內欲有伏氣假令舊有

伏氣當須脉之。若脉微弱者。當喉中痛似傷。非喉痹也。病人云實咽中痛。雖爾。今復欲下利。 張路玉曰。冬月感寒。伏藏於經。至春當發。故曰以意候之。今月之内。言春分候也。若脉微弱者其人真元素虧。必不發於陽。而發於陰。以少陰之脉循喉嚨。伏邪始發。熱以上升。故必喉中痛似傷。腎司開闔。陰邪之熱。邪不能外發。勢必内攻。其後下利也。 章虛谷曰。此條仲景教人辨冬伏寒邪。春發之温病。當以心意測候之也。如今月之内。欲有發伏氣之病者。必無其氣而有其病。病與時氣不合。即知其病因舊有伏氣而發。假令舊有伏氣者。須審其脉。知其邪從何處而出也。若脈微弱。知其邪蹤伏甚。亦難少陰循經脈而上灼。當喉中痛似傷寒。卻非外邪入內之咽痛。是內熱欲出之喉痛也。何也。若春時外感風邪。脈浮而發數。先見發熱惡寒之外證。今脈微弱。則非外感。而反咽痛。則確知為內發之伏熱。是無其氣而有其病也。伏熱上行。不得外散。勢必又從下走。故曰覺咽中痛。雖爾、今復欲下利也。然亦有兼外感者。即當審其脈證。皆可照此辨之也。觀仲景標中風傷寒、有熱等病之脈。與難經同。惟難經言溫病之脈。行在諸經。不知何經之動也。各隨其經所在而取之。是言溫病。初由伏邪、隨血氣流行在諸經中。及其邪之發也。不知從何經而動。既發之邪。各隨其經所在之經而治之。其發無定處。故無一定之脈象可示也。今仲景又教人審脈以辨邪發之經。如脈微弱。即知其邪之從少陰。必當有咽痛下利等證。正與難經互相發明者也。故如下文云。邪出三陽。熱勢大盛。其脈浮大上關上。則是脈隨證變。證隨脈見其發也。既無處則無定證。既無定證則無定脈。故難經不標脈象也。由是觀之。其與外感之邪而有定證定脈者。迥不同矣。故仲景與難經無異也。

桔梗 為上升之藥品

少陰病二三日咽痛者。可與甘草湯。不差者。與桔梗湯。　張路玉曰。陰邪為病。其發必暴。所以伏氣發於少陰。必咽痛。仲景遂以緩法治之。甘草味甘。其性最緩。因取以治少陰伏氣發溫之最急者。蓋甘先入脾。脾緩則陰火之勢亦緩。且生用尤能瀉火。故不兼別味。獨用以取專功也。設不差。必是伏邪所發勢盛。緩不足以濟急。更以桔梗升載其邪。使之達於陽分之陰邪。盡從陽分而散。不致仍復下陷。入於陰分也。倘治稍失宜。陰津為熱邪所耗。即用清熱救陰之藥。恐無及也。　葉香巖曰。春夏溫熱之病。必自內而及外。尤拙吾曰。少陰為陰。寒邪亦為陰。以陰遇陰。故得藏而不發。是以傷寒之邪。自太陽遞入三陰。溫病之邪。自少陰傳出三陽。　章虛谷曰。風寒外閉少陰而咽痛者。仲景用半咽乾。嗌燥咽痛之謂矣。此少陰伏氣內發。循經上灼而咽痛。雖不合用辛溫開泄。亦不可用涼藥以遏其外出之勢。故用甘草。甘草和中。導邪外達。如不差。更加桔梗。上通其氣。蓋火鬱不得外出。故痛。通其氣。使火外達。則痛自止矣。傷寒之邪。自表入裏。故先太陽而後至少陰。溫病之邪。自裏出表。故先少陰而後出太陽。歷來不辨源流。故各條次序亦紊。而傷寒溫病攙混不清也。遂按伏氣為病。皆自內而之外。不止春溫一病。蓋四時之氣。皆有伏久而發者。不可不知也。

少陰病。下利咽痛。胸滿心煩者。豬膚湯主之。　張路玉曰。下利咽痛胸滿心煩。少陰之伏邪。雖發陰經。實為熱證。邪熱充斥。上下中間。無所不到。寒下之藥。不可用矣。又立豬膚湯。以潤少陰之燥。與用黑驢皮之意頗同。陽微者用附子溫經。陰竭者用豬膚潤燥。同具散之意。比而觀之。思過半矣。

少陰病得之二三日以上。心中煩不得臥。黃連阿膠湯主之。

尚載曰。伏邪未發。津液先已暗耗。今得之二三日以上。雖陰火不沸。未見咽痛等證。而心煩不得臥。已知陰液消耗。故以芩連滋熱。膠芍滋陰。兩得之矣。

少陰病下利六七日。欬而嘔渴。心煩不得眠者。豬苓湯主之。

章

虚谷曰。此不咽痛。其邪由肺直走腸胃。而下利六七日不止。因而熱從下陷。不得外達。故逆於肺則欬而嘔。乘心則煩渴不得眠。以心肺皆通少陰之脉故也。主以豬苓湯利小便而滋陰。滋其陰則熱隨利去。利其小便則瀉止。而煩渴亦解矣。

少陰病得之二三日。口燥咽乾者。急下之。宜大承氣湯主之。張路玉曰。伏氣之發於少陰。其勢最急。與傷寒之傳經熱證不同。得病纔二三日。即口燥咽乾。延至五六日始下。必枯槁難為矣。故宜急下以救腎水之燔灼也。○按少陰急下三證。一屬傳經熱邪亢極。一屬熱邪轉入胃腑。一屬温熱發自少陰。皆刻不容候之證。故當急救欲絕之陰水。與陽明急下三法同源異派。章虛谷曰。上五條皆邪不離少陰。其病之輕重變化。證之虛實不同有如此者。況又傳於他經。而其變症殆無窮盡。觀仲景隨證提方。餘則變通。況其義理精微。有難言喻矣。

太陽病發熱而渴。不惡寒者為溫病。　郭白雲曰。冬傷於寒。至春發為溫病。冬不傷寒而春自感風溫之氣而病者。亦謂之溫。王安道曰。溫病如此。則知熱病亦如此。是則不渴而惡寒者。非溫熱病矣。溫熱病而其惡風惡寒之證者。重有風寒新中也。周禹載曰。溫病由伏邪自內發出。一達於表。表裏俱熱。熱勢既壯，陽明邪氣微，故發而即渴。其表本無邪鬱，內方蓄熱，故不惡寒。延至三五日間，或腹滿，或下利者，即此證也。與傷寒之先表後裏者大異。然猶係太陽，以未顯他經之證。明自少陰發出，爲表裏也。 葉香巖曰：發熱而渴者，溫病熱邪自內達外，若誤汗之，禍不可言。 沈堯封曰：此條雖不言脈，以後條參之，其尺部必浮也。 章虛谷曰：溫病之發，而無定處，少陰之表，爲太陽，熱邪從裏出表，即有發熱頭痛之太陽病也。不惡寒，其非外感之邪，可知溫者熱從內發之證也。仲景恐人錯認爲太陽傷風寒，故特標是伏熱內發之溫病也。其少陰溫病反不標者，因伏氣條咽々已甲明渴痛下利。為少陰初發之溫病也。　雄按：汪謝城孝廉云：吳氏溫病條辨。上焦篇首引傷寒論云。太陽病但惡熱不惡寒而渴者。名曰溫病。桂枝湯主之。今檢傷寒論。卻未見此數語。使此語真出仲景耶。亦當辨其簡誤。若係吳氏誤記。尤不可不為之辨正。余謂非誤記也。因喻氏嘗云。仲景治溫證。凡用表藥。皆以桂枝湯。以示微發於不發之意。尤在涇讀書記云。此喻氏之臆說。非仲景之舊。鞠通自問跳出傷寒圈子。而不覺已入嘉言套中。又不甘為人下。遂肆改原文。捏為聖訓。以竊附於宮牆。而不自知其誣聖誤世之罪。亦可慨已。　汪按：鞠通發憤蓋叔和開許學士溫熱之奥，功已不鮮，無可議處，盡參陰陽焉。
去其瑕而存其瑜，乃潮道之諍友也。
若發汗已，身灼熱者，名曰風溫。風溫爲病，脈陰陽俱浮，自汗出，身
重多眠睡，鼻息必鼾，語言難出。若被下者，小便不利，直視失溲。若
被火者，微發黄色，劇則如驚癇，時瘈瘲。若火熏之，一逆尚引日，再
逆促命期。　張隱庵曰：名曰溫者，積寒成熱而發也，宜辛涼發散。
微汗出而解。若誤用辛溫之藥發汗，已身反灼熱，熱發者，名曰
風溫。蓋發汗則陰液外泄，風熱之邪更甚，而身如燒灼也。脈陰
陽俱浮者，風熱之邪，自裏出表，故浮也。風熱傷氣，故汗出而身

實多眠也。肺氣通於鼻，而主皮毛。風熱在表，而眠息必鼾也。夫心主言，肺主聲。肺熱受傷，故語言難出。此因風熱過甚，而陰氣消涸。故為病如是焉。若被誤下，則傷亡陰，陰液發越，而小便不利。於膀胱津液傷，則州都之官失司，不能約束，而失溲矣。是太陽之脈，入目系，而出項。津液內亡，則目系不能轉而直視矣。若如以火攻，風火交熾，脾土轉病，身必發黃。火攻之甚，劇則神昏發癇。如驚癇，時瘛瘲。時發時止，是以一逆尚可苟延時日。如再以火熏之，是再逆促命期矣。況風溫曰溫熱二病，古人很混互稱。其名稱須顧是臉經擬何方，治不必拘於名哉。雖云熱病之脈。陰陽俱浮。本條云。風溫為病。脈陰陽俱浮。兩證脈相同也。
三陽合病。但欲眠睡。身重難以轉側。本條身重多眠。兩證病相
似也。熱病合病。俱主以白虎湯。則此條雖無主治。似可從白虎
湯擬議。章虛谷曰。太陽外感之邪。若發汗已。必熱退身凉矣。
今熱邪從少陰而發。既經外發。當輕其熱。乃誤發其汗。反傷津
氣。助其邪勢。故身更灼熱。因而勾起其肝風。鼓盪其溫邪。故名
曰風溫。其為病也。虛陽外浮。熱邪漫溢。故脈陰陽俱浮。津液外
泄。自汗不止。氣乏神昏。則身重多眠睡。內風上鼓。而機竅壅塞。
故鼻息必鼾。語言難出。其非外受風邪之證。可見矣。若被下者。

治療學

詳本經誤汗。非謂汗後又下也。蓋邪伏少陰。熱灼水枯。咽乾口燥。法當急下。此熱已發出太陽。而少陽空虛。若下之陰。則小便不利。而直視失溲。則氣脫矣。如誤汗下。而被火攻者。外火助內熱熏蒸。而發黃。劇則火邪擾心。如驚癇。肝風熾盛。而瘛瘲。皆敗壞之象也。若止火熏之一逆。尚可引日。苟延若既汗又下而再逆之。更促其命期也。 雄按。彼冬溫春溫之先犯手太陰者。皆曰風溫。乃吸受之風溫也。此伏邪內發。誤汗致逆者。亦曰風溫。乃內動之虛風也。然風溫在肺。祗宜清解。若誤以辛熱之藥汗之。亦有自汗多眠。鼻鼾難語之變。余治梁宜人一案可質也

淦按鼻鼾是肺腎相關子母同病自汗出乃陰不内守也液外越也求必盡是少陰一經之證

服桂枝湯大汗出後大煩渴不解脈洪大者白虎加人參湯主之

張路玉曰此本温熱病誤認風傷衛服桂枝湯也若風傷衛服湯後必微汗而解矣不知此本温熱誤服桂枝湯遂至脈洪大大汗煩渴不解若誤用麻黄必變如上條之危殆蓋桂枝治自外入之風邪石膏治自内發之熱邪故白虎湯為熱邪中暍之的方專解内蒸之熱非治在經之熱也大汗津傷故加人參以救液則煩渴自解矣　尤拙吾曰温邪非發散可愈即有表證亦

温病學

一百十六

温病裏症表无病
傷寒表病裏无病

人參救液
石膏清熱

豈辛温可發桂枝湯為傷寒表病而裏和者設温證邪從裏發而表且未病誤用桂枝適足以助邪而耗液蓋伏寒化熱少陰之精已被劫奪更用辛熱是絶其本而資之脱也若曰少陰本寒標熱邪入其界非温不散然温病之發寒已變熱其欲出之勢有不待引之而自出者其不能出者必皆陰精已涸者也不然寧有不出者耶　雄按先曾祖云風寒為病可以桂枝湯發汗而愈發汗而熱反灼灼者乃風温病温即熱之謂也後人不為詳玩謂風温為汗後壞病抑何固耶夫病本熱也加以桂枝之辛熱故渾為熱逼而汗大出液去則熱愈灼故大煩渴而脈

洪大連上條似論一證主以白虎加人參正內經風溼熱溼治以甘寒之旨也又醫林改錯謂發熱有汗之證從未見桂枝湯治愈一人是亦温病也

太陽與少陽合病自下利者與黄芩湯若嘔者黄芩加半夏生薑湯主之　張路玉曰黄芩湯乃温病之主方即桂枝湯以黄芩易桂枝而去生薑也蓋桂枝主在表風寒黄芩主在裏風熱不易之定法也其生薑辛散非温熱所宜故去之○温病始發即當用黄芩湯去熱為主傷寒傳至少陽熱邪漸次入裏方可用黄芩佐柴胡解之此表裏寒熱之次第也　周禹載曰明言太少

温病學　一百廿七

二陽何不用二經藥非傷寒也傷寒由表入裏此則自內發外無表何以知太少二陽或脇滿或頭痛或口苦引飲或不惡寒而即熱故不得謂之表也如傷寒合病皆表病也今不但無表且有下利裏證傷寒協熱利必自傳經而入不若此之即利也溫何以即利外發未久內鬱已深其人中氣本虛豈能一時盡泄於外勢必下走作利矣　雄按少陽膽木挾火披猖嘔是上衝利由下迫何必中虛始利飲聚而嘔乎半夏生薑專開飲結如其熱熾宜易連茹

三陽合病脈浮大上關上但欲眠睡目合則汗　周禹載曰溫氣

發出乃至三陽皆病其邪熱洞貫不言可知故其脈浮大也意邪伏少陰時則見脈亦已大矣今因由內發外由下達上而浮大見於關以上故曰上關上也邪雖上見陽但少陰之源未靖則欲眠尚顯本證而目合則汗即爲盜汗又顯少陽本證何以獨見少陽因母虛子亦虛而少陰邪火與少陽相火同升燔灼也所以稍異熱病者但目合則汗不似熱病之大汗不止也然何以不言太陽陽明二經證以浮爲太陽經脈大爲陽明經脈也

雄按　御纂醫宗正鑑正誤篇云浮大上之上字當是弦字始合三陽合病之脈至治法繆仲淳擬用百合一兩麥冬五

温病學　　一百廿八

錢知母栝蔞根白芍藥各二錢龜甲三錢炙甘草一錢竹葉五

十片　楊云此條與發汗已身灼熱之風溫正是一串初起為

此病汗後則為風溫證

金匱曰溫瘧者其脈如平身無寒但熱骨節疼煩時嘔白虎加

桂枝湯主之　尤拙吾曰此與內經論瘧文不同內經言其因

此詳其脈與證也癉瘧溫瘧俱無寒但熱俱嘔而其因不同癉

瘧者肺素有熱而加外感為表寒裏熱之證緣陰氣內虛不能

與陽相爭故不作寒也溫瘧者邪氣內藏於陰至春夏而始發

為伏氣外出之證寒蓄久而變熱故亦不作寒也脈如平者病

非外感故脈如其平時也骨節疼煩時嘔者熱從少陰出外舍於腎之所合而上併於陽明也白虎甘寒除熱桂枝則因勢而達之耳　雄按喻氏謂仲景論瘧既云弦數者多熱矣而復申一義曰弦數者風發見多熱不已必至於極熱極熱則生風風生則肝木侮土而傳其熱於胃坐耗津液此非可徒求之藥須以飲食消息止其熾熱即梨汁蔗漿生津止渴之屬正內經風淫於內治以甘寒之旨也

第三章　仲景伏氣熱病論

傷寒論曰陽明脈浮而緊咽燥口苦腹滿而喘發熱汗出不惡寒

反惡熱身重若發汗則躁心憒憒反譫語若加燒針必怵惕煩躁不得眠若下之則胃中空虛客氣動膈心中懊憹舌上胎者梔子豉湯主之若渴欲飲水口乾舌燥者白虎加人參湯主之若脈浮發熱渴欲飲水小便不利者豬苓湯主之　周禹載曰浮緊傷寒脈也何以爲熱病以其發於夏不惡寒反惡熱也又何以獨言陽明以夏時濕熱上蒸邪從胃發且腹滿而喘種種皆陽明證也然咽燥辨少陰證耶不知陽明爲從出之途少陰其伏藏之地也夫既陽明熱病曷又爲脈反浮緊正以夏時亂腠本開人本多汗風邪襲入致腠理反閉而無汗故夏之風脈每似冬之寒

脈也今有汗出而脈亦浮緊者正因浮甚有力熱邪盛而致也若不知者以爲熱汗之耗其精液必至躁妄昏昧火劫溫針燥其陰血必至驚癎無寐下之必亡其陰必至胃虛邪陷凶中懊憹比皆誤治將何以救之乎觀舌上胎滑者則外邪尚在以梔子解熱香豉解邪是爲合法若渴飲漿水口乾舌燥知其外邪亦入總以白虎湯爲治加人參者以誤治而精液大傷也設使緊脈去而浮在發熱引水小便不利則其浮爲虛而熱已入膀胱入膀胱者渴不飲以四苓爲主以豬苓耶傷寒之小便不利結於氣分熱病之小便不利由於血分者也因邪鬱既深耗液

日久故也以阿膠補虛滑石祛熱而無取乎白虎也　沈堯封曰來經誤治之時本是白虎湯主治

陽明病汗出多而渴者不可與豬苓湯以汗多胃中燥豬苓湯復利其小便故也　周禹載曰渴而小便不利本當用豬苓湯然汗在所禁也此與傷寒入腑不令溲數同意蓋汗出陽明已劫其津汗出復多更耗其液津液曾幾更可下奪耶當以白虎加人參去其熱則小便之不利者津回而自利矣　沈堯封曰穀食在胃全賴津液充足方能滑潤達下若津液一枯穀食即燥結難下故陽明非燥不病然燥者五氣之一而五氣中風與熱亦

能致燥易曰燥萬物者莫熯乎火又曰風自火出此三義皆因乎天者若人之致燥有二汗與小便是也苟過多則亦未有不燥者矣

三陽合病腹滿身重難以轉側口不仁而面垢讝語遺溺發汗則讝語下之則額上生汗手足逆冷若自汗自出者白虎湯主之

馬元儀曰此證發汗則偏於陽而津液傷攻下則偏於陰而真氣損惟有白虎一法主解熱而不礙表裏但三陽病脈當浮大而亦有微弱不起者以邪熱抑遏不得外達待清其壅則脈自起勿謂陽衰故脈微也　章虛谷曰此條邪熱更重彌漫三陽

而致腹滿身重難以轉側口不仁者不知味也由胃中濁壅熏蒸故又面垢也熱甚神昏則譫語遺溺若未經誤治而自汗出者主以白虎湯此例裴文法謂非誤發其汗之汗故名自汗出若誤發其汗而致譫語或下之額上生汗者是絕汗也手足逆冷陽氣將亡即所謂再逆促命期非白虎所可治也

第四章　時逸人伏氣春溫症治

原因　伏邪證古云冬令寒氣潛伏至春化為溫病其潛伏之途徑或云潛伏肌膚或云潛伏陰分實即冬令寒鬱皮膚廢物不得儘量排泄日積月累及春發病是也

病理

伏邪之春温證係因病邪潛伏春寒觸動而外發者王叔和氏以冬令所受寒邪伏於皮膚肌肉至春變爲温病喻嘉言氏以冬傷於寒之伏邪伏於皮膚冬不藏精之伏邪伏於腎臟柳寶詒氏冬傷於寒之伏邪言其邪之實冬不藏精之伏邪言其正之虛語雖若兩歧其義原歸一貫蓋冬不藏精而不感受寒邪則爲純粹之虛證與伏邪温病無涉原其邪之初受適腎氣先虛故邪乃湊之而伏於少陰按伏邪之名詞始於蔣問齋醫略推内經伏寒之例發明六氣皆有潛伏之可能始於劉吉人之伏邪新書攷

伏邪之種類本不限於伏寒之一種其感受之原因以體中一部份受邪覺其凝著其起發病理作用以循環障碍血液鬱滯新陳代謝產物之老廢成分不能儘量排泄停積於內復經新邪之感觸故病勢複雜傳變最速較單純清淺之感冒性者迥然不同此伏邪發病之原理

證候

(一)氣分伏邪 因春寒觸動而發初起頭身俱痛惡寒無汗繼則有寒熱類瘧口苦脇痛甚則目赤耳聾胸悶欲嘔傳肌表而外達必灼熱心煩大渴引飲不惡寒但惡熱甚或神昏譫語胸膈間發現斑疹便閉溺赤

（四七）血氣伏邪初起微惡風寒身痛無汗或咽喉疼痛繼則寒輕熱重亢熱灼手或有汗而熱不解心煩不寐面赤唇紅手足躁擾神昏譫語或神迷不語或鄭聲重語甚則狀若驚癇時時瘈瘲四肢厥逆胸腹按之灼手

（四八）此外又有熱入精室之症初起亦微微惡寒身雖痛而無汗雖面多油光足膚熱甚口乾齒燥煩躁狂言或吐血或牙宣腰痛如折少腹重墜男則夢遺失精女則帶下如注甚則氣上衝心時時欲厥厥回則痙瘛復厥筋惕肉瞤兩目上視或斜視舌卷囊縮

診斷 舌苔初則白厚尖邊俱紅或舌本紅而苔色薄白繼則光
紅起點如星狀 中黃而微燥脈象左部浮弦兼數右部弦
滑沉數此外寒搏內熱內經所謂冬傷於寒春必病溫傷
寒論所謂太陽病發熱而渴不惡寒者為溫病是也
舌苔初則底絳浮白繼則舌色鮮紅甚則紫絳少津甚且
有深紫而赤或焦而乾右脈洪盛而燥左弦細沉數此內
經所謂冬不藏精春必病溫又謂病溫虛甚死亦即西昌
所謂既傷於寒且不藏精至春同時並發是也

治法 伏邪之春溫症在氣分初起頭身疼痛惡寒無汗兼有煩

渴之現象者用蔥豉桔梗湯加黃芩防風以清熱而宣達
之此方即宗仲景黃芩湯法繼則寒熱類瘧灼熱心煩大
渴引飲口苦脇疼便閉溺赤用柴芩清膽湯以兩解其表
裏之熱 如方中加葛根川連即涼膈散與葛根芩連湯合方 如熱勢既盛斑疹將發
者新加白虎湯加牛蒡大青葉丹皮西河柳葉以清其蘊
熱透其斑疹斑疹透後但見虛煩嘔惡不寐者尚有熱
內擾蒿芩清膽湯以清其痰熱至若金匱麥門冬湯可用
為善後調理之需要
在血分起微惡風寒身痛無汗舌赤脈數加減葳蕤湯先

表其外邪雖則亢熱灼手心煩口渴加減犀角清絡飲或導赤清心湯以清其血分之伏熱查二方之選擇所當辨其虛實而用之如神識昏蒙不語者用清熱涼血化痰通便之劑不應用牛黃膏如狀類驚癇手足瘈瘲者用羚羊鉤藤湯若病後正虛液燥煩渴重則用竹葉石膏湯輕則用顧氏八汁飲

至熱入精室一症初起症狀等於血分伏溫之外發再加減威喜湯仍可備用因右脈洪盛而躁左脈絃細沉數蘊熱外發精血內虛可於方中去桔梗薄荷加白芍知母生

地滑石鼻口乾齒燥煩躁狂言夢遺失精帶下如注古稱陰分虛脫腎氣內潰實即副腎皮質之分泌液失其功用對於收縮血管壁及收縮精囊之工作故藥效血液外出精液漏泄古稱下竭上厥為難治是也勉擬阿膠鷄子湯加知母黃柏各三錢以清熱育陰平其痙瘲然病勢危急至此亦不過勉盡人事而已

葱豉桔梗湯

伏邪之春溫症在氣分形寒頭身疼痛惡寒無汗兼有
煩渴之現狀者用此方加黃芩防風以清上焦之熱

附方

葱白錢半　桔梗錢半　山梔錢半　竹葉三錢　豆豉三錢　薄荷錢半　連翹錢半

生草八分

熱渴症在氣分形寒頭身疼
無汗兼有煩渴之現狀者
方加黃芩防風以清熱而愈

日敗　方　男子

一一月二十一日

暑濕症在氣分，徒見壯熱，灼熱，心煩大渴引飲，口疼，便閉溺赤，用此方以其表裏之熱。

之毒濕在血分而起，微惡冷，身痛發汗，舌赤脈數，方先表其外邪

柴芩清腸湯　伏邪之毒濕在氣分，徒見壯熱，類瘧灼熱，心煩大渴引飲，口苦齒疼，便閉溺赤，用此方以兩解其表裏之熱。

柴胡錢半　山梔錢半　枳殼錢半　生草八分　黃芩錢半　連翹錢半　枳殼錢半　大黃錢半　薄荷錢半　竹葉二錢

新加白虎湯　方見新感春溫證治

伏邪之毒濕如壯熱，煩躁，斑疹，宜用此方加牛蒡、大青葉、丹皮、西河柳葉以清透其斑疹

蒿芩清膽湯　方見新感秋燥證治

斑疹透後，但見煩躁，嘔惡不寐者，宜用此方以清其痰熱

加減葳蕤湯　伏邪之毒濕在血分而起，微惡風寒，身痛無汗，舌赤脈數，用此方先表其外邪

葳蕤三錢　白薇錢半　桔梗一錢　蔥白三錢　菊花三錢　元參三錢　牛蒡二錢　薄荷錢半　豆豉三錢　生草八分

犀角清絡飲　繼則壯熱灼手，心煩口渴，用此方

溫則元熱灼手心煩口渴

宜用此方

犀角沖八分 丹皮錢半 桃仁一錢 鮮茅根一兩 竹瀝五錢 生地三錢 赤芍錢半

連翹三錢 鮮菖蒲三錢 姜汁一滴 燈心三帚 煎湯代水

導赤清心湯 全上以清其血分之伏熱

鮮生地六錢 木通一錢 益元散三錢 麥冬一錢 硃燈心八分 辰茯神三錢

蓮心一錢 粉丹皮一錢 竹葉一錢 童便一杯

牛黃膏 如神識昏蒙不語者用清熱滌血化痰通便之劑亦應用此方

西牛黃三錢 丹皮三錢 梅片五分 廣玉金三錢 辰砂三錢 生草一錢

服法 共研細末每服一錢 用湯藥頻頻調下

羚角鉤藤湯 伏邪之春溫如狀類驚癇手足瘛瘲者用此方

溫[illegible]卷 注子

一百二十六

以邪之甚温丸狀類驚
搦手足瘈瘲者用此方

羚角片一錢先煎 桑葉二錢 川貝四錢 生地五錢 生草八分 鉤藤鉤三錢

茯神三錢 菊花三錢 白芍二錢

煎法 淡竹茹五錢 鮮稆先煎代水

竹葉石膏湯 右病後正虛液燥煩渴 甚則用此方

竹葉二錢 生石膏三錢 炒半夏二錢 淡參二錢 麥冬二錢 甘草一錢

粳米三錢

右病後正虛液燥煩渴
甚則用此方

顧氏八汁飲 合上證則用此方

甘蔗汁 藕汁 梨汁 蘆根汁 鮮地汁 麥冬汁

淡竹瀝 鮮茅根汁

合上證則
用此方

右五錢和匀熏湯燉温服每服一兩隔二小時服一次

共四次服完

阿膠鷄子黃湯　治熱入血室之症

阿膠二錢　白芍四錢　石决明五錢　鈎藤三錢　生地六錢　生牡蠣五錢

炙草一錢　茯神三錢　鷄子黃四枚　打匀先煎代水　牡蠣　决明

先煎後納阿膠烊化沖服

第五章　時逸人伏氣風温症治

原因　伏邪之風温症因氣候上温暖之刺激致體温積聚之功

用發生障碍恢復經新感而致外發

病理

伏邪與新感不同之點在一則由外入內一則由內外出因其由內出外故始則頭痛身熱繼則灼熱自汗而病仍不解口渴因內熱薰灼津液消耗灼熱因風溫之邪內伏我體溫增高散溫功用失職自汗因熱度亢斥肌腠之間汗腺受其熏灼是以分泌多量之汗液津液消耗又加灼熱自汗則體內津液愈少神經缺於濡養運動知覺俱見遲鈍故身重多眠此屬神昏之漸肺神經受熱邪之熏灼則鼻息鼾乃氣促之見證也病之形態為灼熱自汗新加白虎最為合拍若不知此理而誤發其汗則舌咽神經

因腫塞而麻痺（凡發汗劑皆刺激腺體使其腫大 古稱白喉急者職是之故麻疹服透發過劑者必致咽喉腫塞不可不知）故言語難出肺中水分悉從汗腺外出故小便爲之不利誤下則傷其腦胃神經之中樞致坐直視之腦病是膀胱神經麻痺不能約束之失溲病發黃是膽汁混入血液所致驚癇爲腦膜炎之發現證此乃風溫病之壞症因火灸之爲害也

證候

初起頭痛身熱微惡風寒繼則微寒灼熱自汗不解口渴脈浮身重多睡鼻息必鼾若發其汗言語難出小便不利

若被下者直視失溲若被火者微發黃色劇則如驚癇瘈瘲

診斷　脈右部浮數左部弦小而數舌苔初則白薄繼則白膩舌尖之色多鮮紅而燥此屬風溫潛伏之病證

右屬氣
左屬血

治法　伏邪風溫初起微惡風寒身熱有汗用蔥豉桔梗湯繼則灼熱自汗用新加白虎湯加薄荷白芍若身重多眠鼻息鼾者用新加白虎湯以送服紫雪丹——如其人痰濁重舌苔膩者宜至寶丹若誤汗而致言語難出小便不利用新加白虎加射干鮮生地滑石竹瀝加熱重加犀角羚羊角

多有清少陽也

附録

發黄用蒿芩清膽湯 驚厥用羚羊鈎藤湯

何氏秀山曰風溫症邪伏氣分初起微發其汗後表邪雖解伏邪外出證必寒熱如瘧胸膈痞滿心中懊憹嘔吐不食可暫用柴胡達原飲開達使伏邪外透熱從外達隨後或[illegible][illegible][illegible]燥熱用新加白虎湯辛凉甘寒以清之爲濕熱則用增減黄連瀉心湯苦辛甘淡以剥之如有下證辨其輕重緩急酌用承氣諸法

若溫邪内舍於營證較氣分伏邪爲尤急初用葱豉桔梗湯辛凉發汗後表邪雖解暫時熱退身凉而胸腹之熱不

陰鑠則灼熱自汗煩躁不寐神識時清時昏夜多譫語脈數舌絳甚則肢厥脈陷急宜清透營熱使伏邪轉出氣分氣宜衛泄或從斑疹而解或從狂汗而解輕則菖蒲玉金湯重則犀角清絡飲劇則紫雪丹行軍散瀝效如神

附方

葱豉桔梗湯 方見春溫證治

新加白虎湯 方見春溫證治

紫雪丹
至寶丹 藥肆有售

蒿芩清膽湯 方見春溫證治

羚羊鈎藤湯方見伏氣春温證治

第六章　時逸人伏暑證治

說明．夏傷於暑，其邪盛，患之當時；其邪微，潛伏於內，至深秋為外寒搏動而觸發。其亦別以發於霜降以前在輕，發於霜降以後者重；邪伏於衛而在氣分者，病輕而淺；邪舍於營而在血分者，病深而重。

原因　夏令感受之暑熱，潛伏於內，至秋後感受新凉而發。

病理　內經舉伏寒之例，後世醫者以四季時令病證，温熱多而傷寒少，遂疑寒邪潛伏在內，至春變為温病，至夏變為暑病寒邪之久經潛伏乃一變而為溫為暑於理甚通不惜牽強傅會自圓其說若究其實際四季病症均有新感伏邪之分別而伏邪為病决不限於伏寒暑一種六氣皆有潛伏之可能劉吉人之伏邪新書葉子雨之伏氣解已引申其義暑熱之際炎蒸異常旅行於長途之中或工作於烈日之下體力強壯運動適宜尚不至於立見其害若體力虛弱或運動過度則其害立見是為中暑至若伏熱之感受每在勞動之際體中發生最高之溫度或以涼水拂之或食涼物壓之或乘涼風襲之俾騰勃外發之熱氣不得

外因觸遇在內是名伏熱若在暑令是名伏暑其途徑與伏熱相仿既伏之後病有特殊均以尋常小恙而忽之此伏邪證之所以綿纏難解世有兩證似其清淺往往經過多數之時日而後解者皆伏邪之為害也余於伏邪病受之病理亦然

證候

（一）邪伏於衛外寒搏束而發者——初起頭痛身熱惡寒無汗或微有汗而熱不卸體痛肢懈脘悶噁心熱甚則煩而燥渴午後較重胃不欲食大便或溏或秘色如醬溺黃濁而熱繼則狀如瘧亦但寒熱模糊不甚分明煩躁甚

濕溫論

者皮膚見疹其色或白或紅甚或但熱不寒熱甚於夜夜多譫語輾轉反側煩躁無奈渴喜冷飲或嘔或呃天明得汗身熱稍退而胸腹之熱不除速則二三候即解緩則六七候方除以伏暑之實證其症多險

（二）邪舍於裏由外濕熱激動而發者初起即寒少熱多日輕夜重頭痛而胸目赤唇紅面垢齒燥心煩惡熱躁擾不寧口乾不喜飲飲即欲嘔因燥口故先見厥冷漸變則灼熱如焚大便多秘或溏而不爽肛門如灼溺短赤澀劇則手足瘈瘲昏厥不語或煩則狂言亂語靜則獨語不休或有男

子失精婦女帶下及經水不應期而至者此伏暑之虛症其症多險

（三）其伏暑之症兼寒者暑邪內鬱則成痎瘧或間一日發或間二日發或寒輕熱重有汗不解夾有積滯者暑濕下陷則成赤痢或黃白相兼稠黏穢臭

診斷

（一）邪伏於衛者——初起脈多弦緊沉濡熱甚則絃滑細數舌苔白膩而厚形如積粉屬濁之停滯舌赤苔白而滑屬濕熱之薰蒸若燥而開裂則屬氣分虛弱甚而起刺則屬津液虧耗

（二）邪舍於營者——初起時舌色多鮮紅無苔乾而起刺必俟其由血分轉出氣分始形漸佈薄苔黏膩脈右弦滑而數左弦細而軟甚有沉細如無者

疹之色紅
瘖之色白

治法

（一）邪伏於衛者——初起頭痛身熱惡寒無汗或微有汗而熱不解者用加味銀翹湯一二劑後外邪從微汗而解暫覺病退伏邪重者經過一日或半日之間與雖輕熱忽轉重此溫伏之暑溼外發當辨其所傳而治之尤必辨其暑溼孰重暑重者（多現陽明證）用新加白虎湯加連翹中溼重者涼透發從疹瘖而解其傳入於裏與腸中糟粕搏

結者用枳實導滯湯苦辛通降從大便而解解後餘熱未清者用蒿芩清胆湯然每有過一二日後熱勢復作苔復黄膩伏邪層出不窮往往屢續續又下再四清利而伏邪始盡病後津液虧耗者用麥門冬湯加西洋參石斛鮮茅根甘蔗汁等滋重者（多見太陰證）用大橘皮湯加茵陳通草溫化淡滲使濕熱從小便而泄其大便黏膩稀溏解而不暢者此腸中糟粕與伏邪濕濁蘊遏酌用枳實導滯丸以下之伏邪為病層層外達重重奮複必再四溫化通利宿垢方能擴清至病後夜間猶身熱煩躁此陰分之伏熱未

犀角入血分透邪

盡用清燥養營湯加柴胡鱉甲青蒿黃芩地骨以清透陰
分之伏熱使轉出陽分而解再投以加味五葉蘆根湯清
熱疎達其病自愈
(二)邪舍於營——初起頭痛而暈目赤唇紅身熱肢冷心
煩懸熱者用新加白虎湯加犀角以清熱透邪繼即用花
[illegible]連翹[illegible]清絡飲以涼血清營若已痙厥並發
用犀羚三汁飲若神識昏蒙身熱譫語者用紫雪丹若神
識已清而夜間身熱仍有譫語舌紅漸佈黃膩此痰熱未
盡之故用菖蒲玉金湯若口乾咽燥者舌乾絳起刺或開

裂者熱盛液枯清燥養榮湯去陳皮加石斛鮮生地甘蔗汁以滋之若病後陰液虧損衝氣上逆或呃或厥或頻咳氣促宜加味集靈膏以滋而降納之

附記

按柳氏謂暑乃春夏間伏氣溫熱欲冬令伏暑亂發其病雖屬伏溫伏暑之不同而亦有內外出則一其證候表裏又致相同先辨燥濕次辨虛實三辨營衛伏邪四辨所傳或變辨證與雜病自殊誤于前人隨證謂伏邪病傳變由邪入而深總不離氣分而營還營氣分於熱病之初往往舌潤無苔但詳其脈象或弦或數口苦渴而後漸露熱象脈宜投以

清熱宣達之藥，迫邪從氣分而出，營始漸化，然後再宣達其衛氣可也。伏邪重者，初起即舌絳咽乾，甚則有肢冷脈伏之假象，亟宜大清陰分伏熱，繼必厚膩黃濁之苔漸化，此伏邪與新感先後不同處。更有伏邪深沉，不能一齊外出者，雖治之得法，而苔退舌淡之後，逾一二日舌復乾絳，苔復黃燥，正如抽蕉剝繭，層出不窮，不比外感溫邪由衛及氣，自外而入也。邪發從營，營淺者邪在氣分，深重者必入血分，深閉投劑，必多無效。訣此真閱歷有得之言也。何氏又云，余治伏暑之病，初起雖上焦氣分者，須與表藥兼湯加味以清氣分若病在上焦血分者以犀角地黄湯加味以清熱透邪若熱甚煩躁神昏譫語者審其舌赤無苔可酌用安宮牛黄丸以清之病在中焦氣分者用王氏連朴飲加味其傳入下焦氣分者用加味桂苓甘露飲病在中焦血分者用養榮承氣湯加減其傳入下焦血分者用青蒿鱉甲湯加減至善後之法以滋養津液肅清餘熱爲主如葉氏加減復脉湯及甘露飲加西參蔗汁皆可備用其與腸中糟粕搏結可用枳實導滯丸以緩下之此治伏暑晚發博採衆長之療法也

邪伏於衛者初起頭痛[illegible]
[illegible]汗或微有汗而不熱不解
皆用此方

邪舍於營初起頭痛而渴目赤唇紅身熱肢冷心煩惡熱皆用此方加犀角以清熱透達

邪伏於衛日久傳入於裏與小腸中糟粕搏結皆用此方去辛通降待大便而解

大便解後餘熱未清者用此方

邪伏於衛[illegible]津液耗者用此方加西洋參

[illegible]石斛[illegible]甘蔗汁

附方

加味銀翹湯 邪伏於衛其初起頭痛身熱惡寒無汗或微有汗不熱不解皆用此方

銀花三錢 益元散三錢 炒川連八分 知母二錢 炒川朴八分 連翹三錢

薄荷錢半 竹葉三錢 玉金錢半 炒枳殼錢半

新加白虎湯 方見春溫證治 邪舍於營初起頭痛而渴目赤唇紅身熱肢冷心煩惡熱皆用此方加犀角以清熱透達

枳實導滯湯 邪伏於衛日久其傳入於裏與小腸中糟粕搏結皆用此方去辛通降待大便而解

枳實三錢 六麯三錢 子芩二錢 澤瀉二錢 茅朮一錢 大黃錢半 赤苓三錢

川連錢半

蒿芩清胆湯 方見春溫證治 治大便解後餘熱未清皆用此方

麥門冬湯 津液耗者用此方加西洋參

石斛 鮮茅根 甘蔗汁

邪伏於衛[illegible]……[illegible]
因[illegible]……化[illegible]使
注[illegible]何[illegible]而出
伏於衛分至者病後夜間
[illegible]熱煩躁此陰分之伏熱
[illegible]開此方加紫苑鱉甲
[illegible]黃芩地骨以清透陰
[illegible]津液[illegible]而解
丹皮[illegible]方清熱[illegible]達

麥冬五錢 半夏二錢 沙參二錢 甘草一錢 粳米五錢 大棗二個

大橘皮湯 邪伏於衛至者用此方加茵陳 通草 濕化清濟伏濕熱[illegible]使不泄

廣皮一錢 赤茯苓三錢 滑石四錢 檳榔一錢半 木香一錢半 桂枝八分 蒼朮二錢

猪苓一錢 澤瀉一錢半

清燥養營湯

大生地八分 知母二錢 花粉二錢 生白芍四錢 全當歸三錢 生草一錢

廣皮一錢 梨汁五錢

加味五葉蘆根湯 邪伏於衛至者病後夜間[illegible]熱煩躁此陰分之伏熱未盡用此方加紫苑八甲青蒿黃芩地骨以清透陰分之伏熱 伏邪出陰分而解[illegible]此方為熱[illegible]

藿香葉一錢 枇杷葉三錢 霜桑葉一錢 冬瓜子三錢 佩蘭葉一錢 薄荷葉一錢

温病学　一百三十六

邪舍於營，藥宜用此方

鮮芦根五錢　艮花露五錢　薄荷葉二錢　鮮荷葉一錢

導赤清心湯　邪舍於營，經者用此方

鮮生地六錢　木通一錢　益元散三錢　麥冬二錢　朱燈心八分　辰茯神三錢

邪舍於營，兼有痰閉，用此方

蓮心一錢　粉丹皮二錢　竹葉三錢　瑩童便一杯

以清血中之熱

犀角清絡飲　方見伏氣春溫證治　邪舍於營室，宜用此方以凉血清營

犀羚三汁飲　邪舍於營，君已痙厥者，速投用此方

邪舍於營，熱極，痙厥並

犀角汁一錢　連翹心一錢　東白薇三錢　粉丹皮三錢　竹瀝二兩　天竺黃三錢

發黃，用此方

羚羊角一錢半　玉金三錢　控涎丹二分　姜汁二滴　萊菔汁一錢　生藕汁五錢

煎法　用鮮茅根一兩　鮮芦根一兩　燈心一錢　煎湯代水去

渣煎藥冲入犀角羚角竹瀝萊菔汁藕汁等一服後神志未能恢復者加入至宝丹二粒或紫雪丹五分

菖蒲玉金湯

邪舍於營君神傷已未存夜間身熱似有譫語舌红渐佈黄膩此症热未定之以用此方

石菖蒲三錢　鮮竹葉三錢　川玉金三錢　細木通錢半　炒山梔三錢

青連翹三錢　粉丹皮三錢　淡竹葉五錢　燈心二錢　紫金片五分

加味集靈煎

邪舍於營君火被劫陰液耗損衝氣上逆或呃或嗽或頓咳氣促用此方清滋而降逆之

人參一錢　天冬三錢　生地三錢　甘杞子三錢　牡丹三錢　麥冬三錢　熟地一兩

仙靈脾一錢　白芍一錢　生牡蠣六錢　石决明六錢

煎法　將熟地切絲先煎代水後下諸藥煎服汁溫服

……舍於營君神傷已温而夜間熱似有譫語舌红渐佈黄膩症未定之故用此方

……營君被劫陰液耗損……上逆或呃或嗽或頓咳氣促用此方以清滋而降逆之

又方見下

理病學

二八

莆田國医專科学校講義

温病

（三册）

民國三十四年五月查訂

第七章 戴北山伏氣温熱證治

何氏廉臣曰世之治傷寒者每誤以温熱治之而治温熱者又誤以傷寒治之此辨之不明也即明其為温熱病矣而又有新感伏氣之不同前哲發明新感温熱者如葉氏香巖之論温二十則陳氏平伯之風温病篇吳氏鞠通之温病條辨張氏鳳逵之治暑全書立説非不精詳然皆為新感温暑而設非為伏氣温熱而言即江本載薛生白濕温病篇亦屬暑濕相搏之一種他如張石頑傷寒緒論周禹載温熱暑疫全書陳素中寒温條辨雖辨明伏氣温熱惜皆語焉而不詳以予所見專論伏氣温

熱能各症精詳者自北山此書始特以瑕瑜互見未盡純粹以精思憑管見以定從違且聊事補遺俾無缺憾分條論列昭示來茲

論温熱四時皆有　温熱伏氣病也通稱伏邪病之作往往因新感而發所謂新邪引動伏邪也因風邪引動而發者曰風温（或曰風火）因寒邪引動而發者曰冷温（或曰客寒包火）因暑邪引動而發者曰暑温（或曰暑熱）因濕邪引動而發者曰濕温（或曰濕遏熱伏）若兼穢毒者曰温毒其症有二一為風温時毒一為濕温時毒此以兼症別其病名也其發於春者曰春温（或曰春時晚發）發於

夏者曰夏熱（或曰熱病）發於秋者曰秋温（或曰秋時晚發或曰伏暑）發於冬者曰冬温（或曰伏暑冬發）此以時令別其病名也其病萌於春盛於夏極於秋衰於冬間亦有盛發於春冬者然總以盛發於夏秋為多何則春冬空氣清潔輕氣多而炭氣少故其為病亦清邪多而濁邪少除新感症外即有因伏邪而病純熱無寒者但為温病而已兼寒者但為冷温而已兼風者但為風温而已雖間有時行温毒然亦以風毒居多夏秋空氣最濁水土鬱蒸之氣每被日光吸引而蒸發發於首夏者曰霉雨蒸發於仲秋者曰桂花蒸其為病也皆水土穢氣雜合而成人但以暑濕賅其病之本

貪涼飲冷賅其病之標而不知夏秋水土鬱蒸濕中有熱、中有濕、濁熱黏膩化生黴菌故謂之濕溫亦謂之濕、熱、西醫謂之霉毒氣害人最廣、變症最繁、較之風溫冷溫暑溫三症、尤多而難治英醫合信氏云空氣乾熱、不傷人惟濕、熱、最傷人因低窪地土或蘊有死水之潛熱、或積有腐爛之草木（此即水土穢氣化生黴菌之原因）後得六十度熱、表之日光接連晒之其霉毒氣乃勃發故在東南熱、地夏秋之交其毒、尤甚可見濕溫濕、熱、為有形黏膩之邪西醫不為無見嗚呼人在氣交之中一身生氣終日與穢氣相爭戰實則與微生物相爭戰不知不覺中伏許多危險之機可不驚

且懼哉

論温熱五種辨法　一辨氣　風寒之氣從外收斂入内病無蒸氣觸人間有作蒸氣者必待數日後轉入陽明府症之時温熱及濕温症其氣從中蒸達於外病即有蒸氣觸人輕則盈於牀帳重則蒸然一室以人身臟腑氣血津液得寒氣則内斂得火氣則上炎温熱火氣也人受之自臟腑蒸出於肌表氣血津液逢蒸而敗因敗而溢溢出有盛衰充達有遠近非鼻觀精者不能辨之辨之既明治之毋惑知爲温熱而非傷寒則凡於頭痛發熱諸表症不得誤用辛温發散於諸裏症當清當下者亦不得遲回瞻顧矣

二辨色　風寒主收斂歛則結面色多繃結光而潔溫熱主蒸散散則緩面色多鬆緩而垢晦人受蒸氣則津液上溢於面頭目之間多垢滯或如油膩或如烟熏望之可憎者皆溫熱之色也一見此色雖頭痛發熱即不得用辛熱發散一見舌黄燥渴譫裏症即宜攻下不可拘於下不厭遲之說　三辨舌　風寒在表舌多無苔即有白苔亦薄而滑漸傳入裏方由白而黄轉燥而黑溫熱一見頭痛發熱舌上便有白苔且厚而不滑或色兼淡黄或粗如積粉或兼二三色或白苔即燥又有至黑不燥則以兼濕挾痰之故然必按之粗澀或兼有朱點有罅紋不可誤認為裏寒陰結也治

温熱者能先於表症辨之不用辛温發散一見裏症即用清涼攻
下斯得之矣　四辨神　風寒之中人令人必知所苦而神自清
如頭痛寒熱之類皆自知之至傳裡入胃始或有神昏譫語之時
緣風寒為病其氣不昏而神清温熱初起便令人神情異常而不
知所苦大概煩躁者居多甚或如癡如醉擾亂驚悸及問其何所
苦則不自知即問有神清而能自知者亦多夢寐不安閉目若有
所見此即譫語之根也或亦以始初不急從涼散遷延時日故使
然耳　五辨脈　温熱之脈傳變後與風寒頗同初起時與風寒
迥別風寒從皮毛而入一二日脈多浮或兼緊兼緩兼洪無不浮

者傳裏始不見浮脈然其至數亦清楚而不模糊溫熱從中道而出一二日脈多沉迨自裏出表脈始不沉而數或兼弦或兼大然總不浮其至數則模糊而不清楚凡初起脈沉遲勿認作陰症沉者邪在裏遲者邪在臟也脈象同於陰寒而氣色舌苔神情依前諸法辨之自有不同者或數而無力亦勿作虛視因其熱蒸氣散脈自不能鼓指但當解熱不當補氣受病之因各殊故同脈而異斷。

論溫熱伏氣與新感不同　新感溫熱邪從上受必先由氣分陷入血分裏症皆表症侵入於內也伏氣溫熱邪從裏發必先由血

分轉出氣分表症皆裏症浮越於外也新感輕而易治伏氣重而難療此其大要也謂予不請信述陸氏九芝評孟英之言曰仲景所謂温熱是伏氣天士所論温熱是外感故以温邪上受首先犯肺逆傳心包十二字揭之篇首以自別異果如其說則所稱温熱者即俗所謂小風温小風熱如目赤頤腫喉梗牙疼之類却只須辛凉輕劑其病立愈更述薛瘦吟之言曰凡病内無伏氣縱感風寒暑濕之邪病必不重重病皆新邪引發伏邪者也但伏氣有二傷寒伏氣即春温夏熱病也傷暑伏氣即秋温冬温病也邪伏既久血氣必傷故治法與傷寒傷暑正法大異且其氣血亦鈍而不

靈故靈其氣機清其血熱為治伏邪第一要義第其間所伏之邪有微甚有淺深人之性質有陰陽有強弱故就中又有輕重之分為醫必識得伏氣方不至見病治病能握機於病象之先然非熟於亢害承制之理亦豈能測未來之病乎然非謂司天運氣也兩陽寒燠在在留心久當自悟耳由是觀之同一溫熱症而新感之與伏氣病所之淺深不同病情之輕重不同病機之安危不同故其療法亦因之而不同

論溫熱即是伏火　凡伏氣溫熱皆是伏火雖其初感受之氣有傷寒傷暑之不同而潛伏既久蘊釀蒸變逾時而發無一不同歸

火化中醫所謂伏火症即西醫所謂内炎症也王秉衡曰風寒暑濕悉能化火血氣鬱蒸無不生火所以人之火症獨多焉朱心農曰東南方天時多熱地氣多濕最多濕温濕熱之症正傷寒症極少即云冬月多正傷寒症亦不盡然歷症以來恒見大江以南每逢冬令太温一遇感冒表分雖有外寒内則竟多伏火悉以伏火治之緣毫不爽故魏柳州曰壯火為萬病之賊嘉約翰曰炎症爲百病之源中醫西醫其揆一也雖然同一伏火而濕火與燥火判然不同以治燥火之法治濕火則濕愈遏而熱愈伏勢必為痞滿為嘔呃為形寒熱不揚為腸鳴泄瀉甚則蒙閉清竅譫語神昏自

汗肢厥或口噤不語或手足拘攣以治濕火之法治燥火則以燥濟燥猶撥火使揚勢必為灼熱為消渴為熱盛昏狂為風動痙厥甚則鼻煽音啞舌捲囊縮陰竭陽越內閉外脫是以對症發藥必據濕火燥火之現症為憑分際自清誤治自少試先論濕火之症治凡濕火症發於夏至以前者為濕溫夏至以後者為濕熱發於霜降立冬後者為伏暑。挾濕其邪必伏於膜原內經所謂橫連膜原是也（據華註膜原即統腹膜空隙之處外通肌膚內近胃腸上連胸膈下包內腎膀胱中有夾縫最易藏邪邪伏於此症必胸腹熱甚按之灼手小便黃赤濁熱者職是之故故凡濕熱內伏之邪必由膜原達外）其人中氣實而熱重於濕者則發於陽明胃腸中氣虛而濕重於熱者則發於太陰肺脾初起邪在氣分當分別濕多熱多濕多者濕重於熱也其病多發於太陰肺脾其舌苔必白膩或白滑而厚或白胎帶灰兼黏膩浮滑或白帶黑點而黏膩或兼黑紋而黏膩甚或舌胎滿布厚如積粉板貼不鬆脈息模糊不清或沉細伏似斷續不勻神多沉困嗜睡症必凜凜惡寒甚而足冷頭目脹痛昏重如裹如蒙身痛不能屈伸身重不能轉側肢節肌肉疼而且煩腿足痛而且酸胸膈痞滿渴不引飲或竟不渴午後寒熱狀若陰虛小便短濇黃熱大便溏而不爽甚或水瀉治法

以輕開肺氣為主肺主一身之氣肺氣化則脾濕自化即有兼邪亦與之俱化宜用藿樸陳苓湯体輕而味辛淡者治之啟上閘開支河導濕下行以為出路濕去氣通布津於外自然汗解若兼神煩而昏者此由濕熱鬱蒸過極內蒙清竅前辛淡法去蔻仁厚樸加細辛二三分白芥子錢許辛潤行水開閉再加蘆根一二兩滑石四五錢輕清甘淡泄熱導濕蒙閉即開屢驗不爽若兼大便不利者此由濕阻氣滯或夾痰涎前辛淡法去藿樸豆豉重用栝蔞仁薤白小枳實等味或重用紫菀蘇子搗郁李仁等品此皆味辛質滑流利氣機氣機一開大便自解即汗亦自出隨症均可加入

其濕遏熱伏走入肌肉發為陰黃黃而昏暗如薰黃色而無煩渴熱象或漸次化熱舌苔黃滑口乾而不多飲其未化火者宜宜苦辛淡溫法如茵陳胃苓湯茵陳五苓散加除疸丸之類已化火者宜苦辛淡清法如清熱滲濕湯黃連溫胆湯藿香左金湯重加茵陳及梔柏絳礬丸之類若誤以脘痞等症為食滯而消之下之則脾陽下陷濕濁內漬轉成洞泄脹滿諸病矣其有腹痛痞滿嘔吐不納舌白或黃手捫之糙渴不引飲大便泄瀉小溲不利或赤而短此濕熱內結於脾而成濕霍亂也如舌苔白膩者宜辛開溫化法如蠶矢湯燃照湯之類舌苔黃滑者宜辛開清解法如藿香左

金湯連朴飲之類夾食加查麯青皮之類總之濕遏熱伏其熱從濕中來祇要宣通氣分氣分濕走熱自止矣全症初起一二日藿樸豆豉疏中解表使濕邪從皮膚而排泄白蔻四苓芳淡滲濕使濕邪從內腎膀胱而排泄汗利兼行自然濕開熱透表裏雙解而伏邪自去矣雖然濕熱自內而出恒結於中焦而成痞滿必有痰食錯雜其間前辛淡法中痰鬱加星香導痰丸食滞加沉香百消麯又生萊菔汁最妙既開濕火之鬱鬱開而消痰食之停留隨症均可加入熱多者熱重於濕也其病多發於陽明胃腸熱結在裏由中蒸上此時氣分邪熱鬱遏灼津尚未鬱結血分其舌胎必黃燥

舌之邊尖紅紫欠津或底白罩黃混濁不清或純黃少白或黃色燥刺或胎白底絳或黃中帶黑浮滑粘膩或白胎漸黃而灰黑伏邪重者胎亦厚而且滿板貼不鬆脈息數滯不調症必神煩口渴渴不引飲甚則耳聾乾嘔面色紅黃黑混口氣穢濁餘則前論諸症或現或不現但必胸腹熱滿按之灼手甚或按之作痛宜用枳實梔豉合小陷胸湯加連翹茵陳之清芬青子芩薑水炒木通之苦辛內通外達表裏兩徹使伏邪從汗利而雙解漸欲化燥渴甚脈大氣粗而逆者重加石膏知母清肺氣而滋化源惟蘆根燈芯尤宜多用（先煎代水）輕清甘淡泄熱化濕下行從膀胱而解外達

温病學

大

從白痦而解或斑疹齊發而解至於傳變凡胃家濕熱鬱蒸肺氣致肺氣不能敷布水精外達下行必見煩渴多汗斑疹停飲發黃等症如熱汗時出大渴引飲輕者用蘆根飲子加花粉知母之類重者用白虎湯加鮮竹葉鮮枇杷葉之類清肺氣泄胃熱虛者加西洋參或珠兒參蓋濕熱一症肅肺清胃如濤暑炎蒸涼風驟起頃刻濕收熱退如登清涼界中矣其有邪走皮膚發疹邪走肢肉發斑隱隱不現者用杏仁牛蒡木賊草桔蔞皮川貝銀花連翹鮮竹葉通草紫草丹皮之類辛涼開達輕清透絡最忌辛燥升散如藿香厚樸半夏升麻柴胡川芎葛根蘇葉荊芥之類斑疹已出熱

重者用白虎湯酌加元參銀花蘆根紫花地丁以解毒而宣化之其飲停胸膈者必見胸膈滿痛心煩乾嘔渴欲飲水水入則吐等症斯時須辨舌胎如舌胎白膩則屬飲重熱因飲鬱而陷宜辛淡化飲辛能行水辛潤又不燥津二陳加芥子最妙重者加細辛二三分尤妙再加淡滲如滑石通草茯苓豬苓澤瀉苡仁之類或用五苓散加滑淡如滑石淡竹葉蘆根之類如飲熱並重濕熱與氣液互結舌胎黃膩宜苦辛通降佐以淡滲如小陷胸湯加枳實厚樸淅苓廣皮之類半夏瀉心湯去參草大棗以薑汁炒苓連代乾薑均加滑石通草竹瀝薑汁等味清化濕熱以通利之便閉者必

有黏涎濁飲。互結胃腸。再加控涎丹四五分以洗滌之其有濕熱瘀遏肌肉。發為陽黃。黃而鮮明如橘皮色宜苦辛佐淡滲茵陳五苓散加梔柏伐木丸以通泄之。如濕熱鬱遏肝膽經脈耳聾乾嘔者宜用連茹橘半湯加條芩膽草石菖蒲等苦辛開泄脇痛及欲痙者重加羚（羊）角（川楝）石決明海蛤殼童便等以鹹降之。既能泄肝又能化濕內不相悖即邪傳心經神昏譫煩。亦須辨舌胎。如舌胎黃膩。仍屬氣分濕熱內蒙包絡清竅與前同一病因宜用小陷胸湯合半夏瀉心湯去乾薑大棗參草加竹瀝薑汁或用昌陽瀉心湯辛潤以達之。苦寒以降之。淡以泄之。使濕熱濁邪無地自容其閉

自閉極重者再加太乙紫金丹如昏蒙而厥者可加厥症返魂丹
又有神昏譫煩舌胎黄燥黑燥而有質地此因腸實邪濁氣壅閉
清氣因之亦閉宜小承氣湯合小陷胸湯急下其邪以決壅閉陰
虚者加鮮生地元參蘆根鮮石斛瓜子等輕清滑利之品滋燥養陰
若陰柔滋膩藥多雖用大黄亦恐不解[illegible]滋陰轉致傷陰也
如舌胎黄厚而滑脈息沉數中脘按之微痛不硬大便不解此黏
膩濕熱與有形渣滓相搏按之不硬多敗醬色溏糞宜用小陷胸
湯合樸黄丸或枳實導滯丸等緩化而行重者合神芎導水丸或
陸氏潤字丸等磨蕩而行設使大劑攻下走而不守則必宿垢不

行反行踰水徒傷正氣變成壞症若舌胎黃如沉香色或黃黑而燥脈沉實而小甚者沉微伏似四肢發厥或渴喜熱飲此皆濕熱食滯互結胃腸裏氣不通之象酌用三承氣湯當臍及少腹按痛邪在小腸胃脘下口及臍兩旁按痛邪在大腸熱結旁流按之硬痛必有燥矢均宜調胃承氣湯鹹苦下之脘腹均按痛痞滿燥實堅悉具痞滿為濕熱氣結燥實堅為燥矢甚則上蒸心包下爍肝腎煩躁譫語舌卷囊縮宜大承氣湯加犀連急下之陰傷者加鮮生地元參知母川柏之類足矣蓋速下其邪即所以存津液也少腹按痛大便色黑如漆反覺易行若其人喜笑若狂是腸胃蓄血

上干血絡小便色黑自利是膀胱蓄血均宜桃仁承氣湯急下之。
或合犀角鮮地黃湯以清血絡發黃小便不利腹滿者茵陳蒿湯
緩下之其間有氣虛甚而邪實者宜參黃湯陰虧甚而邪實者宜
千金生地黃湯去芒硝或養榮承氣湯緩下之即虛極不任下者
宜用雪羹加鮮生地汁鮮冬瓜汁元參栝蔞仁蜂蜜梨汁稍加薑
汁之類鹹滑以去著辛潤以清燥慎勿當下不下徒用滋膩俾邪
無出路轉致傷陰亦勿遲迴顧慮致令失下虛人尤不可失失則
邪愈盛正愈衰後即欲下而不可得矣更有濕熱化燥傷及腎陰
旦慧夕劇面少華色或邪傳肝之經脈發痙發厥審其有熱無結

人性陰陽津

和評者謝玉

雪羹是用水母以水浸之洗其味淡並加荸薺二枚

則又惟有酌用阿膠雞子黃湯養陰熄風而已其或病中遺滑濕熱襲入精竅小便濇痛者導赤散合加味虎杖散一面養陰通竅一面化濕泄熱其症自愈或用豬苓湯合猳鼠矢散亦效切忌用止澀藥以強止之至於伏暑由夏令吸受之暑氣與濕氣蘊伏膜原至秋後而發者是也內經曰夏傷於暑秋必痎瘧又曰逆夏氣則傷心秋為痎瘧奉收者少冬至重病此即經論伏暑晚發之明文也就余所驗發於處暑以後者名曰伏暑病尚易治發於霜降後冬至前者名曰伏暑晚發病最重而難治其伏邪往往因新邪而發如葉氏云伏暑內發新涼外束確多是症初起惡寒發熱午

後熱重狀似瘧疾而不分明繼而但熱不寒熱甚於夜惡心胸悶口乾不喜飲至晨得汗身熱稍退而胸腹之熱不除日日如是往往五六候始解治法須辨其舌舌胎白膩而厚或雖黃黑而邊仍白滑膜原濕遏熱伏也宜用新定達原飲加藿香青蒿達膜原而解外邪外邪解而熱不罷汗自出不惡寒反惡熱即伏邪發現矣苔必轉黃而糙或黃厚而膩症必胸腹痞滿按之軟而作痛大便或秘或溏或雖解不多或雖多而仍覺不爽小便必赤澀或黃濁此由濕熱黏膩之伏邪與腸中糟粕詢搏必積有溏糞宜用加味小陷胸湯加陸氏潤字丸緩通之或加枳實導滯丸緩下之往

下　三

柱服二三錢大解一次再服再解不服不解如此服五六次行五六次而伏邪解始盡若裏邪已盡而熱仍不退者審其舌無多苔或苔薄而無質地即邪從虛多陰虛火旺矣則一以育陰養液肅清餘熱為主如甘露飲去熟地加西洋參蔗漿梨汁之類若虛甚而神氣消索一無實熱現象者甘涼猶不中的宜用甘平溫潤之劑如參麥六味加減復脈之類頻進而墊托之切不見其無速效而中途易法致令不救余每見伏邪因中無砥柱內舍空虛乘虛內陷得育陰墊托從中下焦血分復還氣分於胸腹缺盆肩頸肘臂等部位發白㾦而解若枯白無水則又為陰涸之象症多不治舌

絳乾光或鮮紅起刺症若悶瞀厥逆。日輕夜重煩躁不寧左脉弦數者必邪伏血分深入陰經也病多凶變挽救之法須審其火重而便通者宜清石氏犀角地黃湯主之兼神昏譫閉者重加瓜霜紫雪丹以宣心膻之絡熱火重而便閉者宜下拔萃犀角地黃湯主之兼風動痙厥者重加羚羊角龍胆草清童便以熄肝胆之風火大勢瘥後一以育陰潛陽爲主三甲復脉湯加減或以葉氏加減復脉湯育陰墊托往往有從裏達表舌起白苔伏邪由汗而解時欲汗時脉必浮緩苔必宣鬆汗解後白苔即有即退者有遲一二日始退者必得胎淨脉靜身涼舌之兩旁再生薄白新胎方為邪盡如伏暑初起有因秋燥及冬溫時氣觸引而發者舌多燥白或望之似潤捫之仍糙症兼咳吐黏痰胸部串痛唇乾齒燥或咽乾喉痛當先以邵氏熱鬱湯辛凉輕潤以宣解上焦之新邪餘可仍仿前法酌用之至於伏暑兼寒而化瘧挾滯而化痢參看溫熱兼症療法門可也茲不贅以上皆濕火症初中末傳變之大要也餘症詳本書溫熱各論中次論燥火之症治易曰火就燥燥萬物者莫熯乎火沈堯峰曰溫熱二症火氣兼燥薛瘦吟曰溫熱之邪皆從燥化其爲病也多燥而少濕有熱而無寒故祇須以中焦津液爲主而清解絡熱爲要由是觀之非特風溫冬溫伏暑溫毒之

伏火症火易就燥即冷溼濕溫之兼寒、兼溼而寒鬱之久必從火化濕鬱之極必兼燥化也其病四時皆有而深秋初冬為尤甚其邪必伏於血絡內經所謂內舍於營是也大凡肝絡鬱而相火知液液結化燥者火盛則發於少陽胆經風動則發於厥陰肝經心絡鬱而君火爍陰陰虛化燥者上蒸則發於太陰肺經下爍則發於少陰腎經而無不累及陽明胃腑者以胃主一身之津液也（按華註西醫云腸胃消化器為一身之津液路）初起邪在血分當分別實火虛燥實火從伏邪入血血鬱化火火就燥而來病勢較濕火病尤急而重用藥必不可輕如發於少陽胆經者必相火熾而營分大熱、首犯胃經血分其舌色必鮮紅起刺或鮮紅而舌根強硬、或純紅而有小黑點、或純紅而有深紅星間有紅點。如虫碎之狀者、或純紅而陷點有裂紋如人字川字、爻字不等、或裂紋如直槽者、脉息弦滑而盛、躁、或右大而左弦數、神多煩躁甚或如醉如狂、擾亂驚竄、色必面赤如硃目白均現紅絲、症必壯熱而渴不惡寒、反惡熱、目眩耳聾口苦乾嘔胸腹熱甚按之灼手熱汗時出甚或發疹發斑小便短數赤熱、大便燥結治法宜清解胆火之鬱救胃液之燥以預防肝經亂動先用犀地桑丹湯清營透絡俾伏邪從斑疹而解、或從戰汗而解若斑疹及戰汗出後伏火猶熾則用

更衣丸
蘆薈
硃砂

宜速承氣湯合更衣丸急下之使伏火從大便而解亦有火毒內
結清透之而斑疹不顯或從下奪而斑疹始發透者或有透發不
應祇用清火解毒如犀羚白虎湯加金汁白頸蚯蚓甘羅根汁斑
疹反大透而伏火始解解後用千金生地黃煎清餘火而復胃液
若虛羸少氣氣逆欲吐用竹葉石膏湯去竹葉加鮮竹茹鮮茅根
青蔗漿配薑汁數點和胃氣而復清津如發自厥陰肝經者必肝
火熾而內風扇動最傷胃家津液其舌色焦紫起刺如楊梅或舌
胎兩旁有紅紫點或舌紫而無苔有點或舌紅無胎而膠乾或浸
滑而似膠非膠或無液而乾黏帶濇脈多弦緊搏數神多昏沉蒙

王　丙　卷　　十六

閉或如癡如醉，尸厥不語，症必熱深厥深，咽乾舌燥，頭面動搖，口噤齒齘，腿腳攣急，時發瘛瘲，甚或累乜上升，泉能下注，少腹裏急，陰中拘攣，或腸燥拘急，有似硬梗。按之痛甚，蹬曲難伸，衝任脈失營養，當臍上下左右按之堅硬，動躍震手，虛里穴及心胸亦跳動。選用當治法，宜急救血液之躁，熄風火之亢，以預防陰竭陽越。急用犀羚二鮮湯或滋液救焚湯，重加瓜霜紫雪丹，先清其神而熄風，繼用龍膽瀉肝湯或平陽清裏湯，鹹苦寒降以瀉火，終用阿膠雞子黃湯或三甲復脈湯，滋陰液以鎮納陽。虛燥從伏邪傷陰，陰虛生火之就燥而成，病勢較實火症似緩實重，用藥必賞乎補，如發於太陰肺經者必是火波內風相煽蒸肺津而消胃液其舌必嫩紅而乾或絳底浮白舌形胖嫩甚或舌胎紅中有白塵點脈多右浮大無力左弦數無力甚則細勁神多困倦或反煩躁痰多頭暈心悸咽乾喉燥氣喘咳逆或乾咳無痰即有稀痰亦黏着喉間咯吐不爽或痰中間有紅絲紅點睡時不能仰卧仰卧即氣逆而咳咳則心下煽動或祗能側卧一邊翻身則咳不休朝涼暮熱此氣薄力治法宜清金制木保肺和胃為首要如清燥救肺湯加岩製川貝葛氏保和湯加潤肺雪梨膏之類以潤燥而止咳若燥回咳減而發熱不休者則以青蒿鱉甲煎合顧氏清金散以退陰分

代熱而平其氣咳，大勢輕減，後留以顧氏保陰煎善其後。如發自少陰腎經者，必君火與真水不足，水愈虧則火愈旺，其舌多嫩紅而燥，或舌心雖黑無甚苔垢，或舌本枯而不甚赤，脈多右大無力，左弦細數，甚或沉細澀數，或浮大革數，神多虛煩，甚或驚悸，或極疲倦，症多夢遺精滑，或夢與鬼交，潮熱盜汗，平旦病減，午後病增，口乾舌燥，顴紅唇赤，五心煩熱，腰痠足冷，甚或骨痿於床，氣浮而咳，或氣喘而促，或頭暈咽痛，大便多秘，或反溏滑，小便短數，溺有餘瀝，或精隨溺而帶出。治法宜滋陰潤燥，交濟心腎為首要，周氏新加六味湯主之，間有判用六味加犀角湯者，若濟沿火則加枸杞元參若輸肺金則加生麥散火甚者加黄柏龜版或專用丹溪大補陰丸滋陰潛陽以苦寒培生氣而堅陰較六味地黄湯更優如小便清利無痰氣者祇須專意滋腎張氏左歸飲多服為佳以上皆燥火症實與虚傳變之大要也餘症亦詳本書温熱各論中總之濕火燥火症治最要分清惟濕去燥來燥又夾濕之際最難調治稍一偏勝則非液涸即氣滯矣臨症者不可不細參也

論温熱本症療法　自吳氏温病條辨王氏温熱經緯二書行世。而醫家始知傷寒自傷寒温熱自温熱然皆言新感温暑居多而於伏氣温熱之理由尚未發明盡致兹將歷代前哲言伏氣温熱

之因症脉治一一詳述於左

黄帝内經曰冬傷於寒春必病温尺膚熱甚脉盛躁其脉盛而滑者病且出也如病温者汗出輙復熱而脉仍躁疾不為汗衰狂言不能食病名陰陽交交者死也故病温虚甚死經又曰冬傷於寒春生癉熱熱病太陽之脉色榮顴骨與厥陰脉爭見者死期不過三日少陽之脉色榮頰前與少陰脉爭見者死期不過三日熱病三日而氣口靜人迎躁者取之諸陽五十九刺熱病七八日動喘而弦者急刺之熱病七日八日脉微小病者溲血口中乾一日半而死脉代者一日死熱病已得汗出而脉尚躁喘且復熱勿刺膚

喘甚者死熱病七日八日脉不躁躁不散數後三日中有汗三日不汗四日死未曾汗者勿腠刺之熱病不知所痛耳聾不能自收口乾陽熱甚陰頗有寒者熱在骨髓死不可治熱病已得汗而脉尚躁盛此陰脉之極也死其得汗而脉靜者生熱病脉尚躁甚而不得汗者此陽脉之極也死脈盛躁得汗而靜者生凡熱病不可刺者有九一曰汗不出大顴發赤噦者死二曰泄而腹滿甚者死三曰目不明熱不已者死四曰老人嬰兒熱而腹滿者死五曰汗大出嘔下血者死六曰舌本爛熱不已者死七曰欬而衄汗不出出不至足者死八曰髓熱者死九曰熱而痙者死腰折瘈瘲齒噤

温病　第十　　下

齘也此九者不可刺也當瀉其熱而出其汗實其陰以補其不足（康按此二句實治溫熱之總訣）此軒岐之論溫熱也

秦越人難經曰濕溫溫病熱病其所苦各不同濕溫之脈陽浮而弱陰小而急溫病之脈行在諸經不知何經之動各隨其經所在而取之熱病之脈陰陽俱浮浮之而滑沈之散濇又曰熱病在內者取其會之氣穴也（康按府會太倉藏會季脇筋會陽陵泉髓會枕骨血會膈俞骨會大杼脈會太淵氣會三焦外一筋直兩乳內此謂八會為當時治熱病者取穴用針之法）此扁鵲之論溫熱也

張長沙傷寒論曰（張石頑云仲景溫病熱病諸例向來混入傷寒

六經例中致使後世有以黃芩白虎湯誤治傷寒者有以黃芩白虎證誤呼傷寒者良由混次不分以致蒙昧千古今將溫熱諸條另析此篇俾學者知傷寒論自有溫熱症治也）太陽病發熱而渴不惡寒者為溫病若發汗已身灼熱者名曰風溫風溫為病脈陰陽俱浮自汗出身重多眠睡鼻息必鼾語言難出若被下者小便不利直視失溲若被火者微發黃色劇則如驚癇時瘛瘲若火熏之一逆尚引日再逆促命期太陽與少陽合病自下利者與黃芩湯若嘔者黃芩加半夏生薑湯主之陽明病脈浮而緊咽燥口苦腹滿而喘發熱汗出不惡寒反惡熱身重若發汗則躁心憒憒反

温病學

譫語若加燒針必怵惕煩躁不得眠若下之則胃中空虛客氣動
膈心中懊憹舌上胎者梔子豉湯主之（康按陸氏云心中懊憹三
句語意當在汗下溫針之上）若脈浮發熱渴欲飲水小便不利者
猪苓湯主之陽明病汗出多而渴者不可與猪苓湯以汗多胃中
燥猪苓湯復利其小便故也三陽合病脈浮大關上弦但欲眠睡
目合則汗三陽合病腹滿身重難以轉側口不仁而面垢譫語遺
白虎湯主之
尿發汗則譫語下之則額上生汗手足逆冷白虎湯主之（康按陸
氏云白虎湯主之語意在汗下之上）傷寒脈浮滑此表有寒裏有
熱白虎湯主之傷寒脈滑而厥者裏有熱也白虎湯主之傷寒脉

發熱無汗其表不解者不可與白虎湯渴欲飲水無表症者白虎加人參湯主之傷寒無大熱口燥渴心煩背微惡寒者白虎加人參湯主之傷寒病若吐若汗若下後七八日不解熱結在裏表裏俱熱時時惡風舌上乾燥而煩欲飲水數升者白虎加人參湯主之服桂枝湯大汗出後大煩渴不解脈洪大者白虎加人參湯主之（以上三陽發溫熱例）師曰伏氣之病以意候之今月之內欲有伏氣假令舊有伏氣當須脈之若脈微弱者當喉中痛似傷非喉痺也病人云實咽中痛雖爾今復下利少陰病二三日咽痛者可與甘草湯不差者與桔梗湯少陰病下利咽痛胸滿心煩者豬

層[illegible]湯主之少陰病得之二三日以上心中煩不得臥黃連阿膠湯主之少陰病下利六七日欬而嘔渴煩燥不得眠者豬苓湯主之少陰病得之二三日口燥咽乾者急下之宜大承氣湯（以上少陰發溫熱例）蕭按張石頑曰溫熱自內達表故三陽之病最多發於三陽者易治發於三陰者難治然發於三陰者必有所因或因冷酒傷脾或因鬱怒傷肝或因色慾傷腎此皆正氣先傷伏邪乘虛而發設用甘溫調補豈不助邪轉熾若行苦寒峻攻真元立致消亡雖長沙復起恐難為力矣濕家其人但頭汗出背強欲得被覆向火若下之早則噦胸滿小便不利舌上如胎者以丹田有熱胸中

有寒渴欲得水而不能飲則口燥煩也（廣按君曰有熱是伏邪胸中有寒是新感寒濕此濕痹之候於熱者即是濕遏熱伏之一證但頭汗出亦是濕熱上蒸惟背強欲得被覆向火確係新感寒濕然必兼一身盡痛關節煩疼若純是寒濕誤下必下利不止而死矣實因濕未化燥熱未成實醫者下之太早故噦而胸滿小便不利矣張氏石頑主用黃連湯和解其上下之寒熱卻是濕溫救誤之良法故余倣其例引爲長沙論濕溫之症）此仲景之論溫熱也王氏傷寒例曰冬令嚴寒中而即病者名曰傷寒不即病而伏藏於肌膚至春變爲溫病至夏變爲熱病熱病者熱極重於溫也是

以辛苦之人春夏多温熱病皆由冬時觸寒所致非時行之氣也若更感異氣變為他病者（康按異氣者謂伏邪將發未發之際又感別異之時氣引發伏邪而出也）當依兩感症病而治之如脈陰陽俱盛重感於寒者變為温瘧陽脈浮滑陰脈濡弱更遇於風變為風温陽脈洪數陰脈實大更遇温熱變為温毒温毒為病最重也陽脈濡弱陰脈弦緊更遇瘟氣變為温疫此叔和之論温熱也巢氏病源候論曰辛苦之人春夏必有温熱病者皆由其冬時觸冒之所致有冬月觸冒寒毒伏至春煖始發病者有冬月天時温煖人感其氣未即發病至春又被積寒所折毒氣不得發泄至夏

過熱温發始發者皆由表裏受邪經絡損傷藏腑俱病也其候多端姑言其要(一)温病發斑候或已發汗吐下而表證未罷毒氣不散故發斑若温毒發出於肌膚斑爛隱軫如錦文也(二)温病煩候此由陰氣少陽氣多故身熱而煩其毒氣在於心經而煩者則令人悶而欲嘔若其胃内有燥糞而煩者則譫語而繞臍痛也(三)温病狂言候邪盛則四肢實實則能登高而歌熱盛於身故棄衣而走陽盛故妄言罵詈不避親戚大熱遍身狂言而妄聞視也(四)温病嗽候邪熱客於胸府上焦有熱其人必飲水水停心下則上乘於肺故令嗽(五)温病嘔候胃中有熱穀氣入胃與熱

相搏氣熱則嘔或吐下後飲水多胃虛冷亦為嘔也（六）温病噦候伏熱在胃令人胸滿胸滿則氣逆氣逆則噦若大下後胃氣虛冷亦令致噦（七）温病渴候熱氣入於腎臟腎臟惡燥熱盛則腎燥腎燥則渴引飲（八）温病變成黄候發汗不解温毒氣瘀結在胃小便不利故變成黄身如金色（九）熱毒在胸上攻咽喉故痛或生瘡（十）温病毒攻眼候肝開竅於目肝氣虛熱毒乘虛上衝於目故赤重者生瘡翳也（十一）温病衄候肺主氣而開竅於鼻邪熱傷肺故衄衄者血從鼻出也（十二）温病吐血候熱毒入深結於五藏内有瘀血故吐血（十三）温病下利候風熱入於腸胃故令洞

泄若挾毒則下黄赤汁及膿血(十四)温病膿血利候熱毒傷於腸胃故下膿血如魚腦或如爛肉汁此由温毒氣盛故也(十五)温病大便不通候脾胃有積熱發汗太過則津液少使胃乾結熱在内故大便不通(十六)温病小便不通候過發汗津液少膀胱有結熱故小便不通(十七)温病下部瘡候熱攻腸胃毒氣既盛穀氣漸衰故三虫動作食人五藏則下部生瘡重者肛爛(十八)温病勞復候因温病新瘥津液未復血氣尚虚因勞動早更生内熱熱氣還入經絡復成病也故凡梳頭洗浴諸勞事等皆須慎之(十九)温病食復候凡得温病新瘥脾胃尚虚穀氣未復若食犬猪羊肉并腸血

及肥魚炙脂膩食此必大下利下利則不可復救又禁食餅餌炙膾棗栗諸生菓難消物若不能消化傳積腸胃便脹滿結實大小便不通因之發熱復成病也（三十）溫病陰陽易候陰陽易病者是男子婦人溫病新瘥未平復而與之交接因得病者名為陰陽易也其男子病新瘥未平復而婦人與之交接得病者名陽易其婦人得病雖瘥未平復男子與之交接得病者名陰易其病之狀身體熱氣衝胸頭重不舉眼中生眯四肢拘急小腹絞痛手足拳皆即死其亦有不即死者病苦小腹裏急熱上衝胸頭重不欲舉百節解離經脈緩弱氣血虛骨髓竭便噓噓吸吸氣力轉少著牀不

能搖動起居仰人或引歲月方死(二十一)溫病交接勞復候病雖瘥
陰陽未和因早犯房室令人陰腫縮入腹腹絞痛名為交接之勞
復也(二十二)溫病瘥後諸病候其人先有宿疾或患虛勞風冷積聚
寒疝等疾因溫熱病發汗吐下之後熱邪雖退而血氣損傷府藏
皆虛故因虛而生諸病(二十三)熱病煩候此由陽勝於陰熱氣獨盛
痞結於藏則三焦隔絕故身熱而煩(二十四)熱病皰瘡候此由表虛
裏實熱氣盛則發瘡重者周帀遍身若瘡色赤頭白則毒輕色紫
黑則毒重其形如登豆故名登豆瘡(二十五)熱病斑瘡候在表或未
發汗或已發汗吐下後表證未罷毒氣不散煩熱而渴渴而不能

飲表虛裏實故身體發斑如錦文(二十六)熱瘡候表有風濕與熱氣相搏則身體生瘡痒痛而膿汁出甚者一瘥一劇(二十七)熱病口瘡候此由脾藏有熱衝於上焦故口生瘡(二十八)熱病咽喉瘡候上實下虛熱氣內盛薰於咽喉故生瘡(二十九)熱病大便不通候病經發汗汗出多則津液少津液少則胃乾結熱在胃故大便不通又有府藏自生於熱者此由三焦痞隔脾胃不和蓄熱在內亦大便不通也(三十)熱病小便不通候熱在膀胱流於小腸熱盛則脾胃乾津液少故小便不通(三十一)熱病下利候熱氣攻於腸胃胃虛則下赤黃汁挾毒則成膿血(三十二)熱病䘌候熱氣攻於腸胃則穀

氣衰所以三蟲動作食人五臟及下部𧏾者肛爛見府藏(三十三)熱病毒攻眼候肝開竅於目肝氣虚熱毒乘虛則上衝於目重者生瘡翳及赤白膜也(三十四)熱病毒攻手足候凡人五藏六府井滎俞經皆出於手足指今毒氣從府藏而出循於經絡攻於手足故手足指皆腫赤焮痛(三十五)熱病嘔候胃内有熱則穀氣不和新穀入胃與熱氣相搏胃氣不平故嘔或吐下已後臟虚亦令嘔也(三十六)熱病噦候狀熱在胃則令人胸滿胸滿則氣逆氣逆則噦若大下已後飲水多胃内虚冷亦令噦也(三十七)熱病口乾候此由五藏有虚熱脾胃不和津液竭少故口乾(三十八)熱病𧏾候心藏傷熱所為

溫病　第四　　四十六

也肺開竅於鼻邪熱與血氣并故衄衄者血從鼻出也(三十九)熱病勞復候 夫熱病新瘥津液未復血氣尚虛因勞動早勞則生熱熱氣乘虛還入經絡故復病也(四十)熱病後沉滯候凡病新瘥後食猪肉及羊血肥魚脂膩等必大下利醫所不能復治也必至於死若食餅餌粢飴餔炙膾棗栗諸菓物脯及堅實難消之物胃氣尚虛弱不能消化必結熱復病還以藥下之此元芳之論溫熱也

孫氏千金方曰風溫之病脉陰陽俱浮汗出體重其息必喘其形狀不仁嘿嘿但欲眠下之者則小便難發其汗者必譫語加燒針者則耳聾難言但吐下之則遺矢便利如此疾者宜服葳蕤湯又

治温病諸方十（一）治肝腑藏溫病陰陽毒頸背雙筋牽先寒後
熱腰強急縮目中生花方（梔子 豆豉 柴胡 鮮生地 大青 芒硝 白术
桂心 生薑 石膏）（二）治肺腑藏溫病陰陽毒先寒後熱頸筋攣
牽面目欲黄身中強直方（元參 細辛 梔子 黄芩 升麻 芒硝 石膏 竹
葉 車前草）（三）治心腑藏溫病陰陽毒戰掉不安驚動方（大青
黄芩 梔子 知母 芒硝 麻黄 元參 石膏 生葛根 生地黄）（四）治脾腑
藏溫病陰陽毒頭重頸直皮肉痹結核隱起方（大青 羚羊角 升麻
射干 芒硝 梔子 寒水石 元參）（五）治肺腑藏溫病陰陽毒咳嗽
連續聲不絕嘔逆方（麻黄 梔子 紫菀 大青 元參 葛根 桂心 甘草 杏

仁前胡石膏）（六）治腎腑臟温病身面如刺腰中欲折熱毒内傷方（茵陳梔子芒硝苦參生葛鮮生地石膏葱白豆豉）（七）治温毒攻胃下黄赤汁及爛肉汁赤滯下伏氣腹痛諸熱毒方（梔子豆豉薤白）（八）治温病後勞復或食或飲或動作方（梔子豆豉石膏鼠屎）（九）治温病後食不能不消勞復脹實者方（梔子豆豉鼠屎大黄）（十）治温病後勞瘦氣欲絶方（麥冬甘草大棗竹葉粳米）

又曰凡熱病新瘥後食堅實之難消之物胃氣尚虚弱不能消化必更結熱適以藥下之則胃氣虚冷大利難禁不下之必死下之復危皆難救也熱病及大病之後[illegible]此死不可不慎也故凡温熱

病新瘥後但得食糜粥寧少食令饑慎勿飽不得他有所食雖思之勿與之也引日轉久可漸食羊肉白糜若羹汁雉兔鹿肉不可食猪狗肉亦然又當靜卧慎不早起梳頭洗面非但體勞亦不可多言語用心使意思勞煩凡此皆令人勞復餘勞尚可女勞則死當吐舌數寸或吐涎而死設違病新瘥未滿百日氣力不平復而犯房室名為陰陽易之病皆難治多死此思邈之論溫熱也

王氏外臺秘要曰溫熱病頭痛骨肉煩疼口燥心悶外寒内熱或已下之餘熱未盡者或熱病自得利有虛熱煩渴者宜服古今錄驗知母解肌湯或已下及自得下虛熱未歇者除麻黄重加知母

温病學（二） 十有八

白薇 能清陰虛生内熱

葛根為熱未除因而夢泄者，除麻黄加白薇人參各二錢則止。冬温未即病，至春被積寒所折不得發，至夏熱，其春寒解，冬温毒始發出肌中，斑爛隱疹如錦文，而咳，心悶嘔吐清汁，眼赤口瘡，下部亦生瘡，宜服古今錄驗漏蘆橘皮湯，得下為佳，下後餘證未除，更服葛根橘皮湯。温毒發斑，赤斑者五死一生，黑斑者十死一生，宜服備急黑奴丸。若渴但與水，須臾當寒，寒訖便汗則解。日移五丈不覺，更服一丸，兇療六日，胸中大熱，口噤名壞病，醫所不療，服此丸多瘥。若但温毒發斑，宜服肘後黑膏，使毒從皮中出則愈。温病有熱，飲水暴冷，而呃者，宜服小品茅根湯、枇杷飲子，亦效。茅根橘皮湯尤佳肺腑臟熱暴發斑點宜服劑繁者豉湯溫毒病吐下後有餘熱而渴宜服深師芍藥湯以珪孫之論溫熱也朱氏類證活人書云夏至以前發熱惡寒頭疼身痛其脈浮緊者此名溫病也病由冬傷於寒伏至夏至以前發為溫病蓋因春溫暖之氣而發也治法解肌湯最良熱者多煩渴發熱不惡寒或虛煩並竹葉石膏湯次第服之脈尺寸俱浮頭疼身熱常自汗出體重其息必喘四肢不收默默但欲眠此名風溫也其人素傷於風因復傷於熱風熱相搏即發風溫主四肢不收頭疼身熱常自汗出不解治在少陰厥陰不可發汗發汗即譫言獨語內煩躁擾不

得臥若驚癇目亂無精療之者復發其汗如此死者醫殺之也治
法宜葱豉湯若身灼熱者知母乾葛湯渴甚者栝蔞根湯脈浮身
重汗出者漢防己湯兩脛逆冷胸腹滿多汗頭目痛苦妄言此名
濕溫也病由濕熱相薄則發濕溫其脈陽濡而弱陰小而急治在
太陰不可發汗汗出必不能言耳聾不知痛所在身青面色變名
曰重暍如此死者醫殺之也白虎加蒼朮湯主之初春病人肌肉
發斑癮疹如錦紋而咳心悶但嘔清汁此名溫毒也溫毒發斑者
冬時觸冒疹毒至春始發病初在表或已發汗吐下而表證未罷
毒氣不散故發斑黑膏主之又有冬月溫暖人感乖戾之氣冬未

即病至春或被積寒所折毒氣不得泄至天氣暄熱温毒始發則肌肉斑爛癮疹如錦紋而咳心悶、嘔清汁葛根橘皮湯主之黄、建橘皮湯尤佳病人先熱、後寒、尺寸俱盛此名温瘧也白虎加桂枝湯主之久不愈者服瘧母煎、圓當自愈夏月發熱惡寒、頭疼、身體肢節痛重其脈洪盛者此名熱病也病因冬傷於寒、因暑氣而發為熱病治法桂枝石膏湯主之梔子升麻湯亦可選用此奉議之論温熱也

劉河間傷寒六書云有表而熱、者謂之表熱、無表而熱、者謂之裏熱凡表裏俱熱、之症或半在表或半在裏汗之不可吐之又不可

法當和解用涼膈天水二散合服水煎解之或表熱多裏熱少天水一涼膈半或裏熱多表熱少涼膈一天水半合和解之若仍不能退其熱者用黃連解毒湯直清裏熱熱勢更甚者大柴胡合大承氣湯下之惟除表裏之熱大柴胡合三一承氣湯亦佳下症未全不可下者用白虎湯或知母石膏湯其症初起有暴發而為熱者病在心肺宜用局方雄黃解毒丸有裏病積熱者病在腎肝宜用局方妙香丸如上焦熱而煩者宜用牛黃散但上焦熱無他症者宜用桔梗湯中焦有濕熱不能食而熱者脾虛也宜以藿樸白术陳皮之類治之中焦有實熱能食而熱者胃實也宜以梔子黃

芩湯或三黄丸之類治之臟腑熱極大便閉結者宜用大黄牵牛散若病久憔悴寢汗發熱五臟齊損瘦弱虚煩腸澼下血骨蒸萎弱四肢無力不能運動者此久熱骨蒸也病在下焦肝腎宜養血益陰熱能自退當歸生地合錢氏地黄丸之類邪熱入血室發狂不認人者宜用牛黄膏以宣鬱之如陽狂奔走罵詈不避親踈此陽有餘陰不足宜用當歸承氣湯下之若兩脇肋熱或一身夜熱或日晡肌熱者皆為血熱也四順飲子主之若小便閉而不通臍下狀如覆碗痛悶不可忍者乃腸胃乾涸膻中氣不下三焦氣不化也宜用八正散加沉香木香令氣通達小便自通此守真之論

溫熱也

李氏此事難知云冬傷於寒春必病溫者蓋因房室勞傷與辛苦之人腠理開泄少陰不藏腎水涸竭而得之無水則春木無以發生故為溫病至長夏之時時強木長因絕水之源無以滋化故為大熱病也邪之所感淺者其病輕而易治深者其病重而難治尤深者其病死而不治此東垣之論溫熱也

朱氏脈因證治云因房勞辛苦之過腠理開泄少陰不藏觸冒冬時殺厲之氣嚴寒之毒中而即病曰傷寒不即病寒毒藏於肌膚之間至春變為溫病至夏變為熱病皆熱不得發泄鬱蒸於內遇

感而發雖曰傷寒實為熱病死症甚多一溫二三日體熱腹滿頭痛飲食如故脉直而疾者八日死二溫病四五日頭痛腹滿而吐脉來細勁十二日死三溫病八九日頭身不痛目不赤身不變而反利脉來牒牒按之不彈手時大心下堅十七日死四溫病汗不出出不至足者死五溫病厥汗出腎脉強急者生虛緩者死六溫病下痢腹中痛甚者死七熱病七八日不汗躁狂口舌具燥焦黑脉反細弱或代者死八熱病得汗脉躁者死脉轉大者死九熱病七八日脉不躁喘不數後三日中有汗不汗者四日死十熱病脉濇小疾腹滿膨脹身熱不得大小便死十一熱病脉浮大絶喘而

經氣大衄不止腹中疼死十二熱病脈浮洪腸鳴腹滿四肢清注泄死十三熱病脈絕動疾便血奪形肉身熱甚死十四熱病脈小疾咳喘眩悸奪形肉身熱死十五熱病腹脹便血脈大時時小絕汗出而喘口乾視不見者死十六熱病脈轉小身熱甚死十七熱病脈轉小身熱甚咳而便血目陷妄言循衣縫躁擾不卧死十八熱病嘔血咳而煩滿身黃腹脹泄不止脈絕死十九熱病瘈瘲狂走不能食腹滿胸痛引腰脊嘔血死二十熱病不知所痛不能自收口乾陽熱甚陰頗有寒者死二十一熱病在腎口乾渴舌燥黃赤日夜飲水不知腹大脹尚飲目無精光者死二十二熱病喘咳

唾血手足腹腫面黃振慄不言名肺絕死丁日死後倣此二十三熱病頭痛嘔宿汁嘔逆吐血水漿不入口狂妄腹大滿名脾絕死二十四熱病煩滿骨痛嗌腫不可咽欲欬不能欬歌哭而哭名心絕死二十五熱病僵臥足不安地嘔血血妄行遺尿溺名肝絕死二十六熱病喘悸吐逆骨痛短氣目視不明汗如珠名腎絕死此丹溪之論温熱也

王氏溯洄集云傷寒以病因而為病名温病熱病以天時與病形而為病名傷寒即發於天令寒冷之時而寒邪在表閉其腠理故非辛甘温之劑不足以散之此仲景桂枝麻黃等湯之所以必用

也溫病熱病從發於天令暄熱之時伏熱自內而達於外鬱其腠理無寒在表故非辛涼或苦寒或酸苦之劑不足以解之此仲景桂枝麻黃等湯獨治外者之所以不可用而後人所處水解散大黃湯千金湯防風通聖散之類兼治內外者之所以可用也夫即病之傷寒有惡風惡寒之證者風寒在表而表氣受傷故也後發之溫病熱病有惡風惡寒之證者重有風寒新中而表氣亦受傷故也若無新中之風寒則無惡風惡寒之證故仲景曰太陽病發熱而渴不惡寒者為溫病溫病如此則知熱病亦如此且溫病熱病亦有先見表證而後傳裏者蓋伏熱自內達外熱鬱腠理不得

外泄遂復還裏而成可攻之證非如傷寒從表而始也或者不悟此理乃於春夏溫病熱病而求浮緊之脉不亦疏乎殊不知緊為寒脉有寒邪則見之無寒邪則不見也其溫病熱病或見緊脉者乃重感不正之暴寒與內傷過度之冷食也豈其本然哉夫溫病熱病之脉多在肌肉之分而不甚浮且右手反盛於左手者誠由鬱熱在內故也其或左手盛或浮者必有重感之風寒否則非溫病熱病自是暴感風寒之病耳凡溫熱病病若無重感表證雖間見而裏病為多故少有不渴者斯時也法當治裏熱為主而解表兼之亦有治裏而表自解者余每見世人治溫熱病雖誤攻其裏

亦無大害誤發其表變不可言此足以明其熱之自內達外矣其間有誤攻裏而致大害者乃春夏暴寒所中之新感症邪純在表未入於裏故也不可與溫病熱病同論雖然傷寒與溫病熱病其攻裏之法若果是以寒除熱固不必求異其發表之法斷不可不異也若溫病熱病被時行不正之氣所發及重感異氣而變者則又當觀其何時何氣參酌而治尤不可例以仲景即病傷寒藥通治也此安道之論溫熱也

汪氏證治要訣云溫與熱有輕重之分故仲景云若遇溫氣則為溫病更遇溫熱則為溫毒熱比溫為尤重故也苟但冬傷於寒至

春而發不感異氣名曰溫病病稍輕溫病未已更遇溫氣變為溫毒亦可名曰溫病病較重此伏氣之溫病也又有不因冬月傷寒至春而病溫者此特春溫之氣可名曰春溫如冬之傷寒秋之傷濕夏之中暑相同此新感之溫病也以此觀之是春之病溫有三種不同有冬傷於寒至春發為溫病者有溫病未已更遇溫氣則為溫病與重感溫氣相雜而為溫病者有不因冬傷於寒不因更遇溫氣只於春時感春溫之氣而病者若此三者皆可名為溫病不必各立名色祇要辨其病源之不同而已此石山之論溫熱也

王氏傷寒準繩云從立春節後其中無暴大寒又不冰雪而有人

温[illegible]　　三十五

壮熱為病者此屬春時陽氣發於外冬時伏寒變為温病按活人所云温病有二其用升麻解肌湯者乃二傷寒太陽證惡寒而不渴者特以其發於温煖之時故謂之温病其用竹葉石膏湯者乃仲景所謂渴不惡寒之温病也此須細別勿令誤也然不惡寒而渴之温病四時皆有之不獨春時而已發汗不解身灼熱者為風温其證脉浮汗自出身重多眠其病不獨見於春間脛冷腹滿頭痛渴而熱者為濕温汗少者白虎加蒼朮汗多者白虎加桂枝陽脉洪數陰脉實大者遇温熱變為温毒初春發斑咳嗽其病是重若無汗者以三黄石膏湯汗之若有自汗者宜人參白虎湯云

之煩熱譫語不得眠者白虎黃連解毒湯主之表熱又盛者加葛根若内實大便不通宜三黃瀉心湯下之或大柴胡湯加芒硝下之亦可若斑出如錦紋者多難治人參化斑湯元參升麻合黑膏大青四物湯主之若冬傷於寒至夏而變爲熱病者此則過時而發自内達表之病俗謂晚發是也又非暴中暑熱新病之比可但新中暑病脉虚晚發熱病脉盛此肯堂之論温熱也

方氏丹溪心法附録云温熱之病皆由秋冬之時外感風寒内傷飲食其時天氣收藏不能即發以致氣血怫鬱變成積熱至春夏之際又因外感内傷觸動積熱其時天氣升浮故能發出其熱自

内達外初以表裏俱熱宜用涼膈散双解散之類辛涼之劑兩除表裏之熱久則表熱微而裏熱甚又宜用大柴胡湯三一承氣湯之類苦寒之劑以瀉之則熱退身涼而病自已也但涼膈双解治表裏俱實者最妙如初起表虛者多自汗二方中宜去麻黃薄荷裏虛者多泄瀉二方中宜去芒硝大黃若表裏俱虛而燥熱煩渴者宜用人參白虎湯今人不諳伏氣溫熱之證表裏俱熱認作即病傷寒之證表熱裏和便用麻黃湯桂枝湯五積散聖散子辛溫之劑以發表則內熱愈甚而斑黃狂亂之證起矣或未用辛涼之劑以發表便用承氣湯苦寒之劑以攻裏則表熱未去而結胸虛

病之理作爰效治溫熱病全在知起時辨明發表攻裏之先後方可施治也古卷之論溫熱之

自上古以迄前明歷代前哲論溫熱之因症脈治可謂言之詳明矣奈近今偏寒派者不知傷寒自傷寒溫熱自溫熱更不知傷寒自表傳裏溫熱自裏達表之病理凡遇伏氣溫熱率稱傷寒辛溫發表雜藥亂投以致輕者重重者危危者莫救間有明知溫熱首用辛涼清解或苦寒開泄者反誣其將邪遏進殊不知溫熱之邪自內而出病本熱結在裏表裏俱熱自宜雙解表中裏三者之熱爲正治何遏之有哉茲集諸家名論以表彰之俾學者知溫熱

本證自有精當之療法矣

論溫熱兼症療法　温熱伏邪也凡言兼者伏邪兼他邪二邪兼發者也治法以伏邪為重他邪為輕故略治他邪而新病即解約而計之大約有八

其一兼風病名風溫初起一二日見症與伏邪略同惟鼻塞鼻鳴咳嗽清涕與伏邪異脈亦多浮而與伏邪之不浮不弦而數者亦異治法惟葛根葱白湯最合勢重者防風解毒湯[illegible]繆氏竹葉石羔湯選用勢輕者桔梗湯加味梔豉湯選用咳加前胡杏仁蘇子痰多加括蔞川貝竺黃之類大抵伏邪兼寒能令為勢

增重兼風反令病勢易解以寒主凝濇則伏邪內鬱鬱一分病勢增重一分風主疏揚則伏邪外踈疎一分病勢解散一分雖然溫熱屬伏火一兼風邪風助火勢火假風威病勢最急尤宜速治稍緩則津枯液涸痙厥兼臻醫家病家不可不預防也

其二兼寒病名冷溫初起一二日必有頭痛發熱身痛惡寒諸表症與傷寒頗同而以脈辨則不同伏邪多軟數而不浮兼寒則多浮數浮弦浮大甚至有浮緊者再以症辨亦多有不同伏邪多汗兼寒則無汗但受寒者無煩躁口苦口臭症伏邪兼寒必有煩躁口苦口臭症也一遇此等更當辨其受寒與伏邪孰輕孰重熱重

溫病集　三十八

寒輕者，煩躁口臭症多。無汗惡寒必少，則當以荷杏石甘湯、葱豉白虎湯、梔豉芩葛湯之屬，用或六神通解散尤捷。寒重於熱者，惡寒無汗必甚，煩躁必輕，則宜用蘇羌飲、葱豉加葛根湯等，先散其外束之新寒，若存矣。今寒束於外，路無汗惡寒，邪鬱於內，復見煩躁者，麻杏石甘湯亦可正用。若挾寒濕，九味羌活湯去生地最為的當。此症若治寒遺熱，必有斑黃狂衄之變；治熱遺寒，復有嘔利痙厥之憂，甚至沉困不可不知。然此皆為初起一二日言之，迨日久則伏邪勃發，表寒不能自存，而為熱，則惟以治伏邪之法治之而已。

起
第二月份考查

其三曰暑病名暑温一名暑熱初起一二日身大熱背微惡寒與傷寒略同但傷寒先惡寒而後發熱雖熱甚亦遍身惡寒暑温則先發大熱熱極而後背惡寒繼則但熱無寒口大渴汗大出且必有面垢齒燥心煩懊憹便閉溺濇或瀉不爽等證脉則右洪數左脉反小甚則厥深熱深手足逆冷脉滑而厥治法宜察病勢重輕者但先輕宜上焦如桔梗湯加苦杏仁青蒿露或五葉蘆根湯加西瓜翠衣銀花露之類勢重者必肅清上中二焦如荷杏石甘湯竹葉石膏湯之類甚則三黃石膏湯去麻黃加薄荷青蒿若熱深肢厥神識昏迷者熱厥也即熱氣閉塞空竅所致必須辛涼重

温疹學

李作如

劑。熱若香閉竅，如白虎湯加鮮竹葉、薑蠶、枝瓜霜、紫雪丹之類。挾痰者，加竹瀝、竺黃、石菖蒲、川貝、白薇、新定牛黃清心丸、犀珀至寶丹等選用。若肝風內動，手足發痙，必須熄風清火，涼血通絡，如犀羚白虎湯重加桑葉、丹皮、菊花、鈎藤、童便等之類。若熱盛爍肺絡傷咯血者，必須涼血降火，肅清絡熱，如白虎湯重加鮮竹茹、鮮茅根、童便等之類。血再不止，加鮮生地、犀角汁。若熱盛傷氣，脈大而芤者，必須清熱挾氣，白虎加人參湯主之。若喘喝欲脫，汗多脈散者，必須斂津益氣，千金生脈散主之。惟其間挾酒濕食滯，脘悶無汗，胸膈痞滿者，最忌白虎法清涼與潤，必須苦辛開泄，以豁胸。加

私、實合瀉心法最效間有兼見身痛宜參用青蒿桑葉裏表兼見服蒲
宜參用蒼朮厚朴者正不必以寒、涼、逆折其邪也雖然伏邪兼風
兼寒四時皆有至若兼暑一症惟長夏有之故溫熱症總以風溫
暑溫為最多

其四兼濕病名濕溫一名濕熱

其五兼燥病名溫燥一名燥熱其實即濕火燥火症也已詳前溫
熱即是伏火篇茲不贅惟戴氏原論謂伏邪多汗兼暑更多汗則
表必虛故發表之味不可妄用至濕熱最宜分利燥脾木通為上
滑石次之豬苓赤茯苓澤瀉又次之蓋分利則濕與熱皆從清道出

溫病學

[illegible]

劑熱芳香開竅如白虎湯加鮮竹葉桑枝瓜霜紫雪丹之類挾痰者加竹瀝竺黃石菖蒲川貝白薇新定牛黃清心丸犀珀至寶丹等選用若肝風內動手足發痙必須熄風清火涼血通絡如犀羚白虎湯重加桑葉丹皮菊花鈎藤童便等之類若熱灼肺絡傷咯血者必須涼血降火肅清絡熱如白虎湯重加鮮竹茹鮮茅根童便等之類血再不止加鮮生地犀角汁若熱盛傷氣脈大而芤者必須清熱扶氣白虎加人參湯主之若喘喝欲脫汗多脈散者必須斂津益氣千金生脈散（參麥冬五味散）主之惟其間挾酒濕食滯肌熱汗胸膈痞滿者最忌白虎法清涼與潤必須苦辛開泄以隨證加

秘實合瀉心法最效間有表見身痛宜參用香薷秦艽裏見腹滿宜參用蒼朮厚朴者正不必以寒涼逆折其邪也雖然伏邪兼風兼寒四時皆有至若兼暑一症惟長夏有之故溫熱症總以風溫濕溫為最多

其四兼濕病名濕溫一名濕熱

其五兼燥病名溫燥一名燥熱其實即濕火燥火症也已詳前溫熱即是伏火屬燥不贅惟戴氏原論謂伏邪多汗兼暑更多汗則表必虛故發表之味不可妄用至濕熱最宜分利燥脾木通為上滑石次之豬苓赤茯苓澤瀉又次之蓋以利則濕與熱皆從清道出

邪有走路此論真足啟迪後學也

其六兼毒病名温毒一名熱毒通稱時毒有風毒溼毒之別風毒者即風温時毒也症勢較各種温熱症為尤重治法當分三種一温毒痄腮及發頤初起咽痛喉腫耳前後腫頰腫面正赤或喉不痛但外腫甚則耳聾口噤難開俗名大頭瘟蝦蟆瘟是也加減普濟消毒飲主之或用代賑普濟散一日五六服或咽下或含漱最效荊防敗毒散加金汁亦妙外腫處貼水仙膏貼後若皮間有小黄瘡如黍米者不可再敷水仙膏過敷則痛甚而爛須易三黄二香散敷之若熱毒熾盛神昏譫語者必須清涼解毒芳香宣竅如

伍氏涼血解毒湯、費氏清火解毒湯之類，加瓜霜、紫雪丹主之。若熱結便閉，神昏痙厥者，必須大劑涼膈、拔萃犀角地黃湯加金汁、元明粉主之，下後可用竹葉地黃湯涼血救液。總之此症，凡用踈散須防化燥，必佐苦寒甘涼以清火救津也；凡用清涼須防冰伏，必佐活血踈暢，恐凝滯氣血也。二、溫毒發斑，不因失汗失下，一起脉浮沉俱盛，壯熱煩躁，起卧不安，外或頭面紅腫，咽喉腫痛，吐膿血，面赤如錦紋，身痛如被杖，内則煩悶嘔逆，腹痛狂亂，躁渴，或狂言下利，如是而發斑者，點如豆大而圓，色必紫黑而顯，胸背腰腹俱稠，毒氣彌漫營衛，三焦壅閉，灼灼氣血，斯時而任白虎之化斑犀角大青之解毒邪毒得涼而愈遷及致不救惟下之則內壅一通邪氣因有出路斑毒亦從而外發矣治法惟紫草承氣湯拔萃犀角地黃湯二方合用加金汁鬼箭剌最效病勢極重者症必渾身發臭不省人事口開吹氣舌現黑苔黑瓣底必須十全苦寒救補湯生石膏加重四倍循環急灌一日夜連投多劑病人陸續瀉出極臭之紅黑糞次日舌中黑瓣漸退始漸輕減若下後斑不透犀角大青湯已透熱不退本湯去升麻黃芩加西洋參鮮生地銀胡地骨皮清潤之發斑已盡外熱已退內實不大便間有讝語極須雪羹調葉氏神犀丹以清泄之至其辨法發斑紅赤者為胃熱

紫黑為胃傷黑為胃爛也大抵鮮紅起發者吉雖大不妨稠密成片紫色者半死半生雜色青紫者十死不一生矣惟斑色紫者雖為危候黄連解毒合犀角地黄湯選投數劑亦可十中救二三若斑黑色而下陷者必死三濕毒喉痹俗稱爛喉痧多發於春冬之際不分老幼遍相傳染發則始必惡寒後但壯熱煩渴斑密肌紅宛如錦紋咽喉疼痛腫爛或紅腫而痛或但痛不腫不紅甚則白腐喉爛微者飲食如常甚則脘痞咽阻不能食脉形弦數或濡數或沉數或沉弦不數或右寸獨大或兩寸並沉或左部兼緊惟痧有一見即化者有遲發遲化者其症雖一團火熱內熾而表分多風

邪外來，醫家見其大熱，甚也，率投以犀羚芩連梔柏膏知之類，寒涼強遏，輒至隱伏昏閉，或喉爛廢進，揆不治，或便瀉內陷，轉眼內危。治法初起時急進解肌散表，使溫毒外達，如劉氏桔梗湯去黃芩，加紫草、丹皮、薄荷、川貝母之類，或加減普濟消毒飲去板藍根，加紫花地丁、[illegible]大青、[illegible]之類。若蟬衣、葛根、皂角刺三味，痧點隱約不透，[illegible]可[illegible]用以透達，見痧點後切不可用。如冬天寒甚，痧毒因外寒束縛而不得透出者，暫加蜜炙麻黃，少則三分，多至五分，但取輕揚之性以達毛竅，往往一劑立見，見後切勿再用。且喉痧未有無痰涎者，方中必加生蘿蔔四兩、鮮青菜四枚，煎湯代水其次即當下奪燎原之勢非杯水所能滅所以僅施清滋不為功。下藥首推風化硝生錦紋其次青瀉葉郁李淨仁又次淡海藻生蘿蔔其方如陳氏四黑飲拔萃犀角地黃湯加元明粉金汁之類最效其用下之法略如吳又可治疫之意必大便行過數次脉靜身涼苔轉薄白飲食漸復然後內無留邪火不復熾矣然此為病勢最重者言之若進解肌散表後表邪已解火熾已盛瘀透脉弦喉爛舌絳口渴神憒二便尚通者祇須重用清化如陳氏奪命飲犀羚二鮮湯之類足矣清滅餘火喻氏清燥救肺湯陳氏清肺飲曹氏桑丹瀉白散三方加減善後調理或養胃陰如葉氏養胃湯之類或和胃氣如金匱麥門冬湯之類或清養肺液如耐修子養陰清肺湯之類或滋腎涼肝如桑麻六味湯之類對症酌用可也其間外治之法亦足補方藥之不逮今擇外治十要以補其缺一要備撐嘴鉗凡牙關緊閉之時若用金鐵之器硬撐其口必傷其齒用烏梅冰片擦擦不開者則必用撐嘴鉗緩緩撐開其口牙環寬而齒不受傷最為靈妙二要備壓舌片凡看喉之際將舌壓住則喉關內容之形色一目了然三要備杏仁核彎刀凡杏仁核腫大勢必漲塞喉關藥食難下必用彎刀於杏仁核上放出膿血則喉關寬而藥食可下且無誤傷帝丁之弊較中國喉鎗喉

刀尤爲便利。四要備照喉鏡，察看喉關之内容，能隱微畢顯，以補助目力所不及。五要備皮膚針，以便射入血清，急解喉痧之毒，黴生物奏功最捷，此名血清療法。據上海工部局報告，凡治喉痧初起，歷試輒驗。六要提疱以减毒，用異功散（斑蝥四錢，去翅足，糯米炒黄，去米不用，血竭、没藥、乳香、全蝎、元参各六分，麝香、冰片各三分，共研細末）如蠶豆大，放膏藥上，貼患處喉外兩傍，一週時起疱，重日貼二三時即能起疱，不必久貼。起疱後速即挑破，擠出黄水。倘紫色或深黄色，宜用藥貼於疱之左右，仍照前挑看，以出淡黄水爲度。再用大蒜頭搗爛如蠶豆大，敷經渠穴（在大指手腕處寸口動脈臨中)男左女右用蜆殼蓋上紮住數時起皰挑破揩乾以去毒氣七要漱喉以去毒涎取鮮土牛膝根葉搗汁一碗重湯燉温不時漱喉漱畢即低頭流去毒涎再漱再流須耐心十餘次毒涎方淨此品為治喉聖藥善能消腫散血止痛化痰無論何種喉症用之皆效以其能去風痰毒涎也凡喉症以去風痰毒涎為第一要義倘紅腫白腐用紫金錠三錢熱水冲化候冷含漱惡痰吐出再含再漱此法不獨能去喉腐且能導吐風痰八要吹鼻以通氣吐痰凡喉痧肺氣無不窒塞音用吹鼻一字散(豬牙皂七錢雄黄二錢生研藜蘆末一錢蝎尾七枚共為細末)吹少許入鼻孔即

噴嚏出而吐痰涎者鼻塞喉閉必用喉閉塞鼻藥（蟾酥二分細辛
四分皂礬三分麝香二分五釐冰片二分五釐豬牙皂四分半夏
三分辛夷四分巴豆四分去油牛黄二分雄黄四分研極細末用
紅棗切碎一頭去核將藥少許納入棗內用線紮緊封棗口（左痛塞
右鼻右痛塞左鼻若小孩鼻小棗不能塞或用綿花包藥紮緊塞亦
可但不能令藥靠內以免腫爛之患若喉閉勢重者用兩棗將兩
鼻齊塞治喉痧喉閉氣息不通命在垂危者有起死回生之功較
之用臥龍丹紫金丹開關各法不能得嚏百無一生者不若此棗
一塞痰氣漸鬆人事轉醒洵多神效也丸要吹喉以解毒去腐退

瘟疫學　　四十五

先止痛首用爛喉去腐藥(用杜牛膝根葉汁之曬乾淨末一兩蘇薄荷末五分浣花青黛五分梅花冰片三分共研勻磁瓶密藏不可泄氣遇潮如潮但可曬乾再研不可火烘)以流去毒涎接吹錫類散(象牙屑焙珍珠粉各三分飛青黛六分梅花冰片三釐壁蟢窠二十枚牆上者佳西牛黄人指甲焙男病用女女病用男分別配合各一五釐焙各焙黄之藥置地上出火氣研極細粉密裝於磁瓶內勿使洩氣專治爛喉時症及乳蛾牙疳口舌腐爛凡屬外淫為患諸藥不效者吹入患處瀕死可活)以去腐止爛末用珠黄散(珍珠粉六分西牛黄三分京川貝煅龍骨各四分煅青果核三枚

共研細末，磁瓶收藏，以清餘毒而生肌。十要刮後頸以散毒於頸背膂，採真菜籽油少許，用錢一文，如刮痧樣往下順刮，須千餘刮，顯出塊點，再以瓷片或針刺破，即以蟆口吮出惡血。無蟆時，則用小吸氣筒以吸出之，其效最毅。此治喉痧、喉痹及各種風火喉症之第一妙法也。至若所謂痧毒者，即濕溫時毒也，一名濕溫疫痧，又名濕痧。凡夏秋間俗稱痧氣、瘀痧者，多屬此症。初起惡寒，繼則純熱，頭重，腰痛，胸脘痞滿，惡心欲嘔，腹痛悶亂，膚熱自汗，肌肉煩疼，四肢倦怠，或溏瀉，舌白或黃。治法雖均宜芳香化濁，如藿香正氣散加減。然當辨其偏於熱重者，治以藿香、黃芩。溫煩口渴，宜用枳桔梔豉合小陷胸湯加青蒿滑石偏於濕重者必兼舌苔白膩口粘不渴宜用藿樸二陳湯加佩蘭葉蔻蒼白檀香白蔻末之類如膚發黃疸或如疙瘩塊癢而麻不者此濕毒從皮膚排泄也前方加杜赤小豆土茯苓連翹皂角刺透發之輕則但發白㾦如水晶色前方合千金葦莖湯輕宣之如濕毒阻滯筋肉一身盡痛者前方加羌活防風桂枝秦艽路通絡脈以發散之如濕毒阻滯胸膈氣壅而嘔者前方加廣皮濃竹茹公丁香柿蒂沉香汁開降之如濕毒阻滯精敗神識不靈者前方加太乙紫金丹開泄之蘇合香丸亦效如濕毒挾食阻滯胃腸不亂不食不便者前方加小枳實

海南子炒黑王蓮逐之如濕毒入絡氣傷化膿便溏溺澀者前方
合二金湯疏泄之薛氏開鬱通絡飲合寬膨散奏效尤捷如濕毒
久羈三焦氣滯胸痹神昏竅阻以膀胱溺大便不下者此必有濁
痰粘凝膠結於內也宜宣清導濁湯去寒水石如控涎丹琥珀末
鮮石菖蒲開逐之如濕毒熏誤食生冷寒凝氣阻三焦俱閉二便
不通當胃苓湯合半硫丸主之如濕毒因多服苦寒濁滯久留下
焦下注直腸而氣閉肛門墜脹胃不喜食舌苔腐白者术附湯合
半硫丸挽救之
其次痢瘧溫熱二病有似瘧轉痢兼瘧之不同用藥亦有微異以

瘧疾學

[illegible]

瘧者乃寒熱往來或一日二三次或一次而時無定也溫熱兼瘧寒症初起多有之轉瘧者溫熱症譫妄煩渴大劇之後已經大汗大下仍有餘邪不解復作寒熱轉成瘧象也溫熱症末路多有之兼瘧之症乃寒暑時邪合病也其症寒熱有常期瘧症全具但熱多寒少且多躁渴擾亂熱勢迅速或更昏憒穢氣觸人為異耳秋令多有之溫熱症所以似瘧者因伏邪盤踞膜原欲出表而不能透達欲陷裏而未得空隙故見半表半裏之少陽症也治法以漸定達原飲為主溫熱症所以轉瘧者因汗下後邪氣已衰正氣來復出與邪爭故在先陽氣獨亢有熱無寒者今則以陰液漸回而寒

熱相爭矣往先邪氣充斥夜燥熱、無休止時者今則邪氣漸退正氣漸復而寒熱、發作有時矣治法以養正為主祛邪佐之補中益氣湯炙甘艸湯柴胡四物湯參胡三白湯量餘邪之盛衰視陰陽之盈虧酌而用之至若兼瘧之症最為難治矣又可曰瘧疾二三發或七八發後忽然晝夜煩熱、發渴不惡寒舌上苔刺心腹痞滿飲食不、進下症漸具此、伏邪症現而瘧症隱也以、伏邪方藥治之則生瘧家方藥治之則劇治之如法脈靜身凉每日、或間日寒熱、復作有常期者伏邪解而瘧邪未盡也仍以瘧法治之蓋伏邪初起本與瘧痞不甚相遠伏邪多濕溫二氣相合瘧多風寒暑濕四氣相合其邪氣之雜而不純橫連膜原是一路但伏邪之火氣發則為亢陽故宜清宜下之症多瘧之暑氣停則為鬱滯故宜宣利之症多耳所以伏邪初起方用新定達原飲與瘧之主方用清脾飲藥品亦多相類至其傳變則緩急輕重迥乎不同善悟者於此而細參之思過半矣

其八辨痢伏邪本多自利症表症初起即每日解數次稀臭水者是也詳見發自利條下更有春夏之交一得伏邪即兼下利紅白而裏急後重者名為兼痢初起慎勿作痢治蓋痢屬裏症今見伏邪之發熱頭痛為表裏俱病先用透伏邪之法解其表表解而裏

方虎越交

自知其痢多有不治而愈者若用治痢之法先清其裏裏氣虚而表邪陷輕者增其煩躁神昏重者遂至嘔逆昏憒而危矣所以古人於時疫痢初起專主倉廪一意先解其表但加陳倉米以和中俟表症解後裏熱症具方可議清議下不但香連承氣之類初宜暫緩即淡滲分利亦宜緩投於表症未解之先若表已解而裏積未除則宜葛根芩連湯加青陳查麴、清消之甚加枳實導滯丸緩攻之中路可用白頭翁湯苦堅之大凡痢症夾表先見身熱即宜緩用苦寒、淡滲清裏之藥用之必增嘔逆此歷驗不爽者不特時行症兼痢為然若溫熱病而兼痢多屬濕熱與積滯互結胃腸治法

總以疎利推盪清火為主惟伏獨火毒太甚驟發即下純紅純紫惡血或兼見舌燥譫妄諸症者黃連大黃犀角鮮地又在所急不可拘此論也

綜而言之以上八條其辨明所以為溫熱兼症固已不憚逐類詳審然總以前所列五辨為主五者之中必有一二確據方於溫熱門求治否則各按各門施治可也若反混以時邪治之為害甚矣

溫熱夾症療法　溫熱伏邪也凡言夾者伏邪夾實夾虛二邪夾發者也如夾痰水食鬱血等邪屬實者則以夾邪為先伏邪為後蓋清其夾邪而伏邪始得透發透發方能傳變傳變乃可解利也

如夾脾虚腎虚及諸亡血家症則以治伏邪為主養正為輔否亦
留則正益傷故不可養正遺邪也如夾哮喘咳嗽痃癖諸舊恙
則但治伏邪舊病自已蓋舊病乃新邪所迫而發也約計之則有十
一夾痰水飲入於胃經蒸變而稠濁者為痰未經蒸變而清稀者
為水痰與水一物也痰能作熱水能作冷溫熱屬伏火症故夾痰
者更增其熱每覺脘痞胸右脈滑盛治法宜桔梗湯加化橘紅
括蔞貝母甚則可加稀涎散先吐膈上之伏痰如痰迷清竅神昏
如迷口吐涎沫胸腹按之不痛者宜加味導痰湯加牛黃清心丸
或昌陽瀉心湯加萬氏牛黃丸若夾水則脈往往相得治法亦有

不同不可不細辨也溫熱之脉必數而有水在胸膈其脉多緩甚則遲弦此脉夾水之辨也溫熱之舌一經傳裏則轉黃轉燥轉黑若有水在胸膈則煩躁讝妄沉昏諸症具備而舌色白潤間不轉黃轉黑者亦必仍有滑苔或滿舌黃黑半邊夾一二條白色或舌尖舌本俱黃中間夾一段白色此舌夾水之辨也溫熱胸滿必堅硬痛手不可按一有水在胸脘必下雖滿痛按之則軟略加揉按漉漉有聲甚則腸下抽痛乾嘔短氣或腰重足腫下利溺少此症夾水之辨也溫熱症見夾水脉症雖有表不宜純用辛涼發散純用則表不能解而轉見沉困有冥症不可早用苦寒辛柬亦必

轉加昏憒此水氣鬱遏熱邪陽氣受困宜於發表清裏藥中加辛
燥利水利氣之品以祛水氣迨水氣去鬱遏發熱後議攻議凉則
無不效者矣燥濕則半夏蒼术利水則木通苓澤利氣則萊菔子
草果仁青皮香甚則有可投控涎丹大陷胸湯者或溫熱與風伏
火往往有投三承氣黄芩白虎而偏用溫燥藥收功遂至訟清熱
之非獨不知伏火乃其本氣與雜乃其間氣耳
二與食滯溫熱與食滯者最多而有食填胸膈食入陽胃之不同
入陽胃則為陽明積熱症治法備於三承氣湯惟食在胸膈雖症
見惡食吞酸噯氣腹滿欲吐不吐嘔逆痞悶而往往有脉沉手足

辨[illegible] 三十一

冷者誤認三陰投以溫劑卻無一毫熱渴而煩躁倍增甚則一二日即死蓋膈間為陰陽升降之路食填之則氣閉氣閉則鬱熱無所疏泄誤溫則熱愈鬱熱鬱於內故外無發熱症熱鬱於下故上無口渴症伏邪以出表為淺入裏為深此病一溫則逼邪入裏故并至死而不見熱症也由前五辨法既辨得為溫熱症矣而遇脈沉手足冷似當溫證其胸膈若痞塞腿痛即是夾食再辨其舌苔白厚而微黃或黃並為食填膈上明證可於桔梗湯中加枳殼青皮萊菔甚則用吐法以宣之外治用連豆散熨之使膈間陽氣宣通然後熱自見則解表清裏無或誤矣

三焦氣鬱溫熱症夾氣鬱者初起時[illegible][illegible]間而多脈沉手足冷嘔逆胸滿煩顛夾食但夾食為有物為實邪舌苔厚白而微黃胸膈滿痛不可按而亦不移夾氣為無物為虛邪舌苔白薄胸膈滿痛半軟而可按先宜宣通其鬱然後解表清裏自無不效若不舒鬱而徒發表則裏氣不能外達而難於瀸汗遽用清下則上氣不宣多致痞逆惟於解表藥中加蘇梗青皮鬱金香附之類以宣其氣則表易解於清裏藥中加栝蔞川貝以舒其鬱則裏易和但川貝母雖為舒鬱要藥而力薄性緩必用至五錢一兩方能奏效若加四磨飲子則尤捷

溫病

四夾蓄血伏邪傳經之後蓄血最多從治攻裏茲不具論唯本有內傷停瘀復感伏邪於初起一二日病之表症悉具而脈或芤或澀頗類陽症陰脈但須細詢其胸腹脇肋四肢有痛不可按而濡者即為蓄血確知其非陽症見陰脈則是表症見裏脈矣治法必兼消瘀紅花桃仁歸尾赤芍元參元胡山查之類量加一二味。重則加炒川甲一錢則表邪易解而芤澀脈之亦易起若誤認芤澀為陰而投溫劑輕則變劇重則危矣至於裏症發現宜用吳氏桃仁承氣湯加乾漆炒川連瀉火攻血其蓄血或從嘔出或從泄出須審其色紅紫而散者可治。色如敗衂而凝結成塊多兼血水此

血氣已脫邪不能留也又或如膠泥而黏膩不斷臭穢異常者此
津氣已敗與濁腐同下也症多不治如腸癰少腹痛手不可按甚
至昏迷不省必嗅腥臊乃發熱上衝癲名血厥大便或秘或黑輕
則香殼散重則代抵當丸拔萃犀角地黃湯加穿山甲一錢最
破瘀積若瘀結不散必發熱如狂欬喘嘔逆若發汗太過誤觸瘀
血則頭嘔或泄或欬呃逆但活血消瘀則嘔泄呃逆自止
五夾脾虛溫熱較之風寒本為難治以風寒傳變有次序溫熱傳
變無常經風寒表邪一發即散伏邪散而復集且往復再三風寒
傳裏症一攻即和伏邪攻而復合有下之又下而不和者此伏邪

所以難治也而脾虛者則更為難治蓋濕熱必得汗清下而後解脾虛者既不能作汗寔不任攻下或得汗矣而氣隨汗脫得下矣而氣從下脫即純用清泄中氣亦不克支持往往藥愈涼而邪愈遏今時習俗尤偏於濕熱傷陰之說不知中氣內虛熱鬱灼津之理每見舌赤便用大劑清滋是濁熱已遏中焦氣分又用濁藥兩濁相合遏令邪氣深入膏肓深入骨髓遂成錮結不解之勢又或舌胎黃燥明係中焦氣分被濕熱薰蒸法宜苦辛開泄乃不用開化而用大劑寒藥如三黃白虎三石玉女煎之類有關無關亦足遏冷邪氣深伏邪伏則脾氣不得上升舌胎因之亦伏時或舌絳

無苔，見其舌絳燥無苔，只用犀角地黄、清宫、增液諸湯，更令邪氣深伏，纏綿難清。諸舌内食不能食，昏默舌蹇，神昏，昏昧閉變，經洩與誤治。此等症汗不透，汗餘表邪留營，細發蘇飲正陰虛回陽之類，下勿輕下攻裏，以養陰顧本，如三黄解毒、犀角地黄、羚羊之類，凉不純涼，清中以養陰益氣生液，如人參白虎湯、竹葉石膏湯、黄連阿膠湯、沙參湯、參胡溫膽湯、參胡芍藥湯之類。其外症似無甚分別，惟脉必虛弱，不任尋按，可據然。邪有進退，當以六脉雖有强弱，虛而脉應尋按有力，不可混也。又必以神情氣色脉症相參，如面色黃贊，神情倦怠，氣息微促，胃脉虛，中氣不接之象，更須通體合參，如通體皆有餘

溫病　寓子　之一四

實象而獨見一二虛象則虛象反為吃緊通體俱見虛象而獨見一二實症則實症又為吃緊是故權衡標本為尤急也如實症居標虛症居本則虛症為重如虛症居標實症居本則實症為重到此虛實關頭苟不精心診察則必貽誤人命矣

六來腎虛溫熱症來脾虛者為難治矣來腎虛者更難治溫熱屬伏火腎氣虛則手足反冷溫熱屬實邪腎氣虛則眩暈驚悸腰膝痿軟腎虛之中又有陰虛陽虛之分溫熱必待汗下清乃發解陽虛者一經汗下清則脫絕之症隨見陰虛者一經汗下清則枯竭之症隨見必須時時靜察凡熱未發時見腰痛異常小便頻數膝脛

冷飲，精洩如注，當細詢其人之平日，如有濕濁遺洩，陽痿等症，即當於陰虛藥中加人參、白芍，陽虛藥中加鹿茸、枸杞、杜仲，陰虛藥元參、熟地，以照顧本元，免致發生意外之虞。若入裏當下，必千金生地黃湯潤天冬、龍加減為主。當清氣分人參白虎湯，血分犀角地黃湯加減為主。或陰清虛下而熱更甚，舌上燥而無苔，或有黑胎，愈清而愈長，或有燥，腸愈下而愈結者，是皆屬於腎陰虛，累其陽明，無實症可據，即當治以六味地黃湯，熟地改用生地，加知母、黃柏，或甘露飲，熟地切片泡湯代水煎藥。王太僕所謂寒之不寒，責其無水，壯水之主以制陽光者此也。再不應，則合生脈散以滋水之上源，或用黄連阿膠湯以甘露飲滋陰瀉火但以此熱勢熾原非盃水所能救故必大作湯液乃有濟早見機者早下藥二三涸竭已見十難救一或更兼脾胃敗症如嘔呃噦利之類潤藥難任甚或湯藥不下百不救一矣

以夾諸亡血温熱症亡血有三其一春病之先素亡血而陰虛一受伏邪則邪熱氣無煎熬亡陰最易用藥解表清裏必步步照顧營血如七味蔥白湯之用生地麥冬劉氏雙解散之用歸身白芍是也其二當病來時忽然吐衄女子崩漏甚至血暈昏厥熱甚危急病家但知血之可駭醫家亦忽其伏邪惟汲汲於止血清涼滋

稍多至危殆不知血由邪迫惟當清其伏邪伏邪解血自止也惟此症徐見於伏邪既盛發熱數日後者易知而猝見於邪轉陰經並無發熱頭痛時有譫識但見微惡寒而大作嘔急當如前用五辨法辨之者若有白苔即屬濕溫傷絡當以新定達原飲爲主宜加竹茹廣皮脹加青皮大腹皮舌有黃胎或黑燥色即屬溫熱傷絡宜用涼膈散加茅根童便血大溢者加大黃黃連但治伏邪血症自已若脫血太甚而氣欲絕者必用人參麥味以固中氣候伏邪傳變歸經然後按經治之此溫熱症究亡血之最危者其三伏邪大張之後煩熱躁渴之餘而見亡血症則又溫熱症之常態詳

續血症各條
八夾哮喘哮喘乃肺家所時有本有寒痰熱痰二症一受溫熱則
無非痰火由其濕熱之氣從其類而入肺發其哮喘遇此當行前
五辨法有伏邪但治伏邪而哮喘自除或於治伏邪藥中加括蔞
川貝蘇子白前千金葦莖湯合文蛤散尤捷二邪並辨法更精密
若哮喘勢重則白果定喘湯蘇子降氣湯二方亦可備用以治標
惟麻黃必須蜜炙泥香亦宜磨汁再加生石膏海蛤殼以清鎮之
庶免辛燥劫液之弊
九夾胃痛溫熱症有夾胃痛者於其痛時先用前五辨法若有伏

邪見症但治伏邪可也雖平時因寒而發於此則但治其熱蓋溫

溫伏於膜原溫熱伏於血絡醞釀蒸變必從火化伏邪自裏達表

而發其胃痛痼疾者多屬熱痛則但於治伏邪藥中加乳香沒藥

以止痛延胡桃仁以活絡達使其伏邪透發而胃痛自已若誤認

平常寒胃痛用桂附薑萸必致危殆

十夾疝氣伏邪夾疝其腎囊少腹引痛全是疝症當如前五辨法

一有伏邪不必治疝但於治伏邪藥中加橘核青皮而疝自消若

依常治疝法用吳萸桂附茴香諸燥品輕者變為囊癰重者變為

呃逆噦厥昏沉而莫救矣

温病學　王作人

總而言之温熱夾症最多非刻意精詳用藥必致差誤凡遇有内傷宿病之人更患伏氣温熱不得用峻汗峻攻峻清之法必先審其人之形氣盛衰伏邪微甚本病之新久虛實向來之宜寒宜熱宜補宜瀉宜燥宜潤宜降宜升或近日服過何藥之相安不相安其間或夾痰水或夾食滯或夾積瘀或夾氣鬱或夾氣虛或夾血虛或夾陽虛或夾陰虛務在審症詳明投劑果決自然隨手克應而無顛覆之弊矣　限以

温熱復症療法　温熱復症有復至再三者皆由病人不講衛生病家不知看護所致每見屢復之後多有釀成四損四不足者約

計其復之病因則有四

一為勞復溫熱瘥後元氣未復餘邪未清稍加勞動其熱復作不必大費氣力即梳洗沐浴多語出房之類可能致復復則諸症復起惟脈不沉實為辨輕者靜養自愈重者必先察其虛實虛則調其營衛和其臟腑待其表裏融和切忌誤用攻下清涼必致不救安神養血潤主之實則主以仲景枳實梔豉湯撤表邪而清裏熱如兼頭痛惡寒加薄荷蔥白如兼寒熱寒多加羌活紫蘇熱多加知母黃芩一二劑後必復汗而解此屢試屢驗者不可妄投補益以致閉邪增病雖然勞復之中有氣虛勞復陰虛勞復陰陽勞復之

分氣虛勞復者，溫熱瘥後餘邪已盡，止因正氣大虛，因勞復熱，微兼惡寒，四肢倦怠，無氣以動，脉虛若大，舌潤無胎，胸腹寬暢者，此真氣虛勞復也，宜補中益氣湯甘溫補之，惟升柴須蜜炙，如兼汗多惡熱，歸耆建中湯最妙。若正氣雖虛，尚有餘熱未清，其人虛羸少氣，氣逆欲吐者，竹葉石羔湯加薑汁主之，或陳氏六神湯加銀胡、地骨皮亦佳。陰虛勞復者，由溫熱傷陰，胃液已虧，稍加勞動，微挾風寒，其病復作，症仍頭痛發熱，惡風，舌燥口渴，六脉浮數無力者，此真陰虛勞復也，宜以七味葱白湯清潤而微汗之，或金水六君去半夏，用生地，加川斛、姜皮、豆豉、葱白之類，滋養陰液以汗之，如兼嘔爲當留半夏加竹茹以知母貝母下咳嗽加旋覆花甜杏仁以降氣如虛兼火上冒目赤顴紅火濕煩躁嘔惡不納者亦宜金水六君煎加參老代赭之類養陰鎮逆身勞復者即女勞復一名色復溫熱瘥後氣血未充早犯房事則內損真氣外觸邪氣而復作也其症頭重不舉目中生花腰胯痛小腹裏急絞痛增寒發熱或陰火上衝頭面烘熱胸中煩悶是也若卵縮入腹脉離經者死舌伸出數寸者亦死治法必用豭鼠矢湯調下燒裩散虛極者宜六味飲加麥冬豆豉梔子煎湯調服燒裩散虛極熱盛者則用陶氏逍遙湯調服若小腹急痛脉沉足冷則用當歸四逆加吳茱萸湯

溫病學

二十一

……後即

大黄、必

椇子能解

酒醉

調服外用吳茱萸五錢食鹽二兩拌炒熱熨小腹

二為食復溫熱瘥後胃氣尚虛餘邪未盡若納穀太驟則運化不及餘邪假食滯而復作其症仍發熱頭痛煩悶不納宜枳實梔子豉湯加山查肉麥芽連翹萊菔汁等消積之腹痛不大便者加生錦紋若溫病新瘥飲酒者必復熱以酒味辛性熱助其餘邪熱毒故也必兼煩悶乾嘔口燥不納等症急用川連葛花銀花連翹枳實焦梔烏梅花粉枳椇子等清解之

三為自復乃伏邪未盡也當問前見何症服何藥而解仍用前藥以滌其餘邪則愈

四為怒復溫熱瘥後，因事觸怒，怒氣傷肝，相火暴發，因而餘熱復作，症必身熱胸悶，心煩懊憹，氣逆喘呼，甚則脇痛嘔血，治法宜蘇子降香湯加桑葉、丹皮、銀胡、地骨皮等，不甚者，以清泄之。若瘀血結聚，少腹急痛者，代抵當湯加杜牛膝主之，香殼散加延胡索、炒川甲，尤捷。若不語如瘖，形厥如屍者，宜犀角地黃湯加桃仁、歸尾、赤芍、白薇、厥症返魂丹等甘鹹以平之，芳香以宣之。雖然，怒復有大怒、鬱怒之分。大怒者，其志憤激，則氣血易於奔迫而無所節制，經所謂怒則傷志也。脈多浮弦躁盛，症多失血，甚或痛厥，仍宜蘇子降香湯加蜜炙延胡、醋炒錦紋、鹽水炒川連等，以降泄之。血虛

火旺者拔萃犀角地黄湯加白芍白薇童便金汁等以通降之劑
怒者其志怫戾則氣血易於瘀壅而不克寬舒經所謂怒則氣逆
也脈多弦濇甚則沉弦搏堅症多瘕疝久則成癆成蠱治法瘕疝
宜開鬱正元散茴香橘核丸等選用成癆宜紫菀散劫癆散顧氏
清金散杜瘵膏等選用成蠱宜當歸活血湯代抵當湯下瘀血湯
等選用桃仁承氣湯合逍遙散加細辛土狗等奏功尤捷
凡大癆大怒大病久病後氣血兩虛陰陽並竭即為內損復受伏
邪正虛則邪入愈深邪深則傳化難出汗下傷正而正脫補助鬱
邪而邪錮多不可治當此兩難之際於是乎有補瀉合用之法有

先補後瀉之法先瀉後補之法如人參白虎湯黄龍湯竹葉石膏湯皆補瀉合用之法也先用補劑後施汗下先補後瀉之法也先用汗下後施補劑先瀉後補之法也當詢病之來路斟酌施治尤當審現在之症若純見熱症亦不可以疑似之間誤人大凡周身俱見大實大熱之症而一二處微見虛象則吃緊照顧其虛周身俱見虛象而一二處獨見實症則吃緊斡旋其實此治病之權衡也若夫汗之而表症愈增如頭痛身痛更甚之類清下而裏症愈增如煩渴痞滿更甚之類則大虛有盛候也急宜補之無疑既辨其症尤當細辨其脉凡遇脉之浮候盛大者須謹察其沉候有無

力處六部脉皆弱者須謹察其一部有獨無力處果得其一部一候之真無力便可略其諸部諸候之假有餘縱而施治自有如神之妙夫既詢其來路之大概又察得其輕重之確據再加之脉理精詳則獨點無遺矣至其損症之狀甚多當參稽四不足條看若四不足與四損原各不相同四損由人事四不足由天禀四損在暫時四不足在平素然四不足原有由四損而來者不得謂四損外便無不足也四不足者氣血陰陽也氣不足者少氣不足以息語言難出也感邪雖壅良不成脹滿痞塞凡遇此症縱宜宣伐必以養氣為主血不足者面色痿黄唇口刷白也感邪雖重而自

衣無陽氣，縱宜攻利，必以養血為主。陽不足者，或四肢厥逆，或肌體惡寒，嘔多泄瀉，至夜益甚，或口鼻冷氣，受邪雖重，反無發熱，甚則嘔渴等症，縱宜攻利清熱，必先之以溫補，待其虛回，實症全見，然後以治熱之法治之。陰不足者，或五液枯乾，肌膚甲錯，兼邪雖重，應汗不汗，應厥不厥，縱宜攻利，必先之以養陰，待其氣化津回，邪多不治自退。設有未退，酌用清利攻之。若早攻之，其病益甚。以上四不足，合前條四損，每見溫熱症處處復發，此虛損症候者，總不可正治其邪，必以養正為要，或以養正兼，待其實症悉見，方可攻邪。若服攻邪，虛症復見，仍當調補其虛，養正以送邪，祛邪以安正。

又相增識，是為進退，必使邪盡去而正不傷，方爲善治。總而言之，勞復、食復、自復、怒復四症，實則易治，虛則難治，一復可治，再服亦治。以余所驗，諸勞多復，御女者死；諸食多復，犯酒最劇。諸氣多復，大怒尤甚。至於屢復之後，已變成四損四不足者，急則一旬半月即亡，緩則遷延時日而斃。即有醫療法，調養適宜，幸或全愈者，體亦柔脆，不敢輕易重感。全在醫者善於勸戒，病者自知保重耳。

温熱遺症療法

温熱二病，凡有遺症者，皆由餘邪未盡，或由失於調理，或由不知禁忌所致。今舉其要，約二十有四。

一瘥後發腫溫熱症大勢已平伏邪已解而面目肢體浮腫者有食滯中宮水停心下氣復未歸三種當分別以施治食滯中宮者乃病後脾胃大虛不能消穀也病者胃中饑嘈偏欲多食食停心下脾土則水不得上輸於肺肺亦不能通水道於膀胱故溢於肢體而為腫其症以心下臍上有硬處按之則痛為異小便或利或不利當用平胃散加枳實山查麥芽萊菔青皮神麴為主硬處消則腫自愈或加苓澤兼利水亦可水停心下者乃脾虛不能消水也與食滯異者心腹無硬痛處而小便必不利也須實脾利水宜白朮米仁浙苓皮澤瀉車前木通之類利其小便而愈或苡仁粥

治病學　　　方廿五

米煮粥食亦佳。氣復未歸者，溫熱大傷陰氣之後，由陰精損及陽氣，愈後陽氣暴復，陰尚虧歉之至，切忌消利矣，又可所謂病後氣復血未復，氣無所歸，故暫浮腫，不可治腫，調其飲食，節其勞役，靜養自愈矣。吳鞠通則曰：余見世人每遇浮腫，便與淡滲利小便方法，豈不畏津液消亡而成三消證？快利津液，為肺癰、肺痿證；與陰虛咳嗽身熱之癆損證哉！余治是症，悉用復脈湯，重加甘草，只補其未足之陰，以配其已復之陽，而腫自消，千治千得，無一失，遂[illegible]以勞役之餘，溫熱氣復者，暑溫、濕溫不在此例。至其辨濕、氣腫與飲停水食滯者，停水身重而小便不利，氣腫身輕而小便自利，食滯

腹中有積氣腹脹中自和也

二瘥後皮膚甲錯溫熱愈後身體枯瘦皮膚甲錯者乃熱傷其陰陰液不能滋潤皮膚也治法以養陰爲主吳氏人參養榮湯清燥養榮湯酌用葉氏加減復脈湯尤妙亦有粥食調理自回者

三瘥後發瘡溫熱新瘥發瘡者最多乃餘熱淫於肌肉也若照常瘡瘍托毒托斷不能發膿多服清涼解毒兼養血藥自愈

四瘥後發痿四肢不能動移者熱傷筋脈也吳氏諸養陰湯酌用輕者粥食調理自愈

五瘥後發蒸蒸骨熱如勞瘵者乃餘熱留於陰分也不可以其

评 齐 点　　六十四

羸瘦而遽用虚损门治法，必察其六腑有结邪，则仍以攻邪为主。次察其筋络有壅瘀，仍以通瘀为主也。次察其气道有痰涎，仍以祛其痰涎为主。数者俱无，方可清热。热既无邪，而阴伤方可纯用养阴之药。热分其余邪之轻重，酌损之多少，而兼用养阴清热药随退加减，以和之，尤妙。

六经伏邪已解，热已退，尚有耳鸣耳聋等症者，其因有三：一因余邪留于胆经，宜温胆汤加柴胡、菖蒲、钩藤、池菊、通草、荷叶之类，以清解少阳之郁；二因痰火上升，壅闭清窍，其耳亦聋，宜导痰汤去半夏、南星，加桔梗、桑皮、川贝、枇杷叶、杜兜铃、通草、石菖蒲之瘕以輕宣肺氣之劑。三因腎虛精脫則耳鳴而聾，宜常服耳聾左慈丸、磁硃丸等以滋陰鎮逆。此二症不關少陽，皆禁用柴胡升提。外治唯耳聾神丹絲棉包裹，納入耳中多效。

七痄腮發於頤，俗名蝦蟆瘟，乃餘邪留滯絡中而成毒也。因汗下清解未盡，其邪結於少陽陽明二經。發於頰頤者，陽明部位也；發於耳之左右者，少陽部位也。治法以解毒清熱、活血疏散為主。誤則成膿不出，而牙關緊閉，咽喉不利，多不能食而死；毒內陷而復舌燥神昏，亦死；出膿後氣虛血脫，亦死。故宜早治也。古方以普濟消毒飲為主。發在耳後，以柴胡、川芎為主；在項下，以葛根、白芷為主；在項後氣顛頂加羌活薄荷時去以連翹敗毒散為主如二活兼防連翹赤芍牛蒡桔梗土貝蟬蛻薄荷銀花甘草之類如元氣虛者須兼歸芎補托潰膿後當大補氣血為主然發於陽明者易治發於少陽者難治總之此症初起速宜消散緩則成膿不可輕補於未潰之前補早則必成膿尤不可純用寒涼於將發之際恐閉遏而毒不得發故必當疏散為要外治以蔥水時時豁之

八瘥後額熱凡溫熱症熱退後獨額熱未除目神似覺柔鈍此胃中餘滯未清額屬陽明故獨熱宜清疏之二陳湯加連翹黃芩山查神麯之類清之和之

初瘥後咳嗽乃温熱症熱退之後尚有咳嗽未除此餘熱在肺也宜滋養肺胃之陰其嗽自止如南沙參麥冬地骨皮知母川貝川斛花粉茯苓甜杏仁桑皮蔗汁梨汁之類或加生地玉竹之類總之新感風寒而症見咳嗽其病爲輕以其邪傳入肺肺主皮毛邪從外達也温熱多內傷虛症見咳則重乃臟傳變肺受火刑水涸竭每多死症

十瘥後自汗盜汗雖皆屬虛候然温熱瘥後多由餘熱未清心陽內熾以致薰蒸爍灼津液外泄而汗出慎勿驟補峻補苦堅清養而宜苦堅如當歸六黃湯加減以育陰瀉火固表清養如西洋參

生地麥冬黃連甘草人參百合竹葉茯苓蓮子心之類擇而為劑可也。

十一、瘧後虛驚悸。凡溫熱新瘧既罷，寤寐不安者，餘熱挾痰也，痰與氣搏，膽虛驚惕，心宕，故驚悸，宜用竹茹黃連石菖蒲半夏膽星梔子知母茯苓旋覆花橘紅等清餘熱而消痰。

十二、瘧後怔忡不寧，水衰火旺，心腎不交也，宜補水養心，朱砂安神丸、棗炒半夏秫米湯合交泰丸均可擇。

十三、瘧後不寐，凡溫熱症熱退之後，夜不欲寐者，胃不和也，溫膽湯加秫米和之；驚悸不寐者，心氣虛也，前方合酸棗仁湯去川芎。

清斂之虛燥不眠蓄餘火擾動也黄連阿膠清湯滋之然後清醒
目不能瞑或目瞑則驚悸夢惕者餘邪内留肝膽胆氣未舒肝魂
不安也宜酒浸郁李仁炒棗仁猪胆皮黄連焦山栀淡竹葉冬桑
葉等清以去着苦以泄熱

十四瘥後妄言凡温熱病每有熱退身涼之後其人如癡神思不
清言語謬妄或倦語不思食者此心神虛散不復所致但當調養
氣血兼治其心可也神復妄言自止吳氏安神養血湯主之薛氏
參麥茯神湯亦主之但痰火餘邪内伏包絡亦有此症當用鮮菖
蒲天竺黄川貝母連翹鈎藤丹皮淡竹葉竹茹辰砂之類以涼開

熱痰閉神自清而不妄言矣。若猶不應，加萬氏牛黄清心丸清宣之。如餘熱未淨，多言錯語者，宜導赤散加麥冬、蓮子心、硃砂染灯芯等，熄餘燄而清心神。

十五、瘥後語蹇。凡温熱病熱退之後，其舌轉動不靈而語言蹇澀者，因心脾腎三經之脉皆繫於舌，心腎虚則舌不灵動，痰阻脾絡，肝風内擾，則語言蹇澀不清，總是虚風痰火為病，宜導痰湯加菊花、鉤籐、白蒺藜、皂角炭、石菖蒲、薑汁、竹瀝等，熄虚風而清痰火。若因痰熱滞於肺絡者，宜顧氏清金散加石菖蒲、竹瀝清肅之。如因餘熱耗傷肺陰者，宜清燥救肺湯加山藥、製川貝、雅梨汁清養之。

若譫譫無語不撮纔似盜非盜是有陰氣大虛元氣無根也宜鎮元飲合[illegible]以峻補之

十六深秋昏沉兒溫熱症漸瘥後十餘日或半月漸至昏沉者皆緣發汗未盡餘邪在於心胞絡也或薄湖熱或蔥裹熱以癱宜連翹梔子豆豉麥冬遠志菖蒲淡竹葉鬱金易麥之類消解之然有痰火內伏胞絡者所見昏沉真人終日昏睡不醒或錯語呻吟或獨語如見鬼宜用東白薇天竺黃京川貝廣鬱金石菖蒲皂角刺鮮竹葉細茶茯苓遠志燈芯厥痙退魂丹擊鑿清以開達之甚或萬氏牛黃清心丸紫雪神犀丹皆可選用

十七瘥後喜唾即多吐涎沫是也當其胃虛而有餘熱者宜用烏梅北棗丸噙化之土虛不能攝水者六君子湯加益智仁攝之若其稠飲自下焦漾漾而起溢出口中者此腎氣不納濁陰上泛也宜都氣飲加胡桃補骨脂以納之或以加淡附片以收之或佐白朮以制之

十八瘥後不食當辨不欲食食亦不化兩端不欲食者病在胃宜養以甘涼金匱麥門冬湯主之葉氏養胃湯亦主之食不化病在脾當補以溫運香砂理中湯主之六君子湯亦主之雖然不欲食一症宜分傷食與停食兩項傷食者飲食自倍腸胃乃傷病在不

及消化傳食不論食之多少。或當食而怒。或當食而病。在氣結而不能化也。治傷食宜偏重於食。或吐或下或消。若傳食則偏重在氣。惟理氣而兼之以消。吐下之法不可用也。醫者須分别治之。

十九、瘥後不便。凡溫熱病瘥後大便不行者。熱閉、虛閉、風閉、氣閉皆有之。熱閉者。熱搏津液。腸胃燥結。及腸胃素有積熱者多有此疾。其症面赤腹熱。大腹脹閟。四肢反冷。或口舌生瘡是也。大黄飲子最妙。三黄枳朮丸、枳實導滯丸、睦氏潤字丸等。亦可酌用。虛閉有二。一陰虛。一陽虛也。凡下焦陽虛則陽氣不行。不能傳送。而陰凝於下。下焦陰虛則精血枯燥。津液不到。而腸臟乾槁。治陽虛者

但益其火則陰凝自化蓯蓉潤腸丸主之老年者黄芪湯送服半
硫丸治陰虚者但壯其水則涇渭自通六味地黄湯加淡蓯蓉白
蜜麻之益血潤腸丸五仁丸等亦效風閉者風勝則乾也
由風熱搏激肺臟傳於大腸津液燥涸傳化則難或其人素有風
病者亦多風閉或腸胃積熱久而風從内生亦能成閉東垣潤腸
丸主之加味皂角丸亦主之氣閉者氣内滯而污物不行也其脈
沉其人多噫心腹痞悶脇肋膨脹雖用攻藥通之雖或暫通而其
閉益甚矣或迫之使通因而下血者惟當順氣氣順則便自通矣
蘇子降氣加枳殼杏仁主之重則六磨湯主之

二十瘥後腹熱凡温熱症身大涼獨腹熱未除此脾火内甚也養陰藥中加生白芍自除但此症惟伏暑晚發最多多屬腸胃積熱雪羹送服陸氏潤字丸最妙

也

二十一瘥後下血凡温熱新瘥或十日或半月忽然下血者由於伏火未淨熱傷陰絡而血下溢也治以清營涼血和絡之法如生地丹皮地榆川斷槐米白芍桃仁黑荊芥白茅根臟連丸治之自愈陰虛火旺者臟連六味丸尤捷

三才是天冬人參地黄

二十二瘥後遺精因火動者多宜清餘熱固精封髓丹主之三才封髓丹加黄連亦主之以此症黄連黄柏二味最是要藥也

二十三瘥後調理當分補虛清熱二項補虛有二法一補脾一補胃如其人中氣虛者病退後必納穀少運化遲或大便不實或惡心吐涎宜六君子加減以和中形寒畏冷宜黃芪建中湯溫補之凡此症脈皆緩大舌皆白嫩可辨如其人陰分虛者必有餘邪未盡舌燥口渴二便艱澀脈兼微數等症宜小甘露飲葉氏養胃湯等清養之清熱亦有二法初病時之熱為實熱宜用苦寒藥清之大病後之熱為虛熱宜用甘寒藥清之二者有霄壤之殊凡人身天真之氣全在胃口津液不足即是虛生津液即是補虛故以生津之藥合甘寒瀉熱之藥而治感後之虛熱如麥冬生地丹皮北

沙參西洋參鮮石斛梨汁蔗漿竹瀝茅根之類皆為合法仲景河
間之用竹葉石膏湯天水散以清虛熱亦取甘寒之義也設誤投
參耆苓朮補脾之藥為補寧不併邪熱而補之乎至於飲食之補。
但取其氣不取其味如五穀之氣以養之五菜之氣以充之每食
之間便覺津津汗透將身中蘊蓄之邪熱以漸運出於毛孔何其
快哉人皆不知此理急於用肥甘之味以補之暫時雖精采健旺
可喜不思油膩阻滯經絡邪熱不能外出久久充養完固愈無出
期矣前哲龐氏安常有鑒於此如所云凡病新瘥只宜先進白稀
粥次進濃者又次進糜粥亦須少少與之不得早吃肉食旨哉言乎

温　卷　　二一

二十四瘥後禁忌溫熱大病後正氣未復凡飲食起居俱不可不慎也如酒肴甘脆肥鮮生冷等物皆不可犯只宜糜粥自養少食而頻則易運化不可過飽及他有所食雖思之勿與也且其氣血必虛凡費心費力過喜過怒多言多動皆可因勞而復病也因勞而動其既虛之血氣生其未盡之餘熱熱邪退而病差熱邪生而病複凡病皆然溫熱症為尤甚病者務宜自重

論溫熱症辨似要義　凡病俱以虛實寒熱四字為大綱溫熱症何獨不然但虛實寒熱之真者易辨似者難辨後所列溫熱各論表裏諸症皆實邪熱邪而實熱中亦有虛寒前論遺症中四損四

不足皆屬寒邪而屬寒中亦有實熱余於逐條下已細辨之矣然有實症似虛虛症假實熱症似寒寒症似熱者尤不可不細辨也故復通論而詳述之

所謂實症似虛者即以表症論之頭痛發熱邪在表也其脉當浮症當無汗而反自汗脉無力因發表藥而身反疼痛則似虛矣故人感於多自汗而誤用桂枝湯者有之感於脉無力而引仲景太陽篇發熱惡寒脉微弱為無陽而誤用小建中湯者有之感於身疼痛而引仲景若不瘥身體疼痛當溫其裏表誤用四逆湯者有之不知伏邪之在表其自汗者邪熱自裏表蒸出於表非表虛也其脉

無力着熱主散漫散漫則脈軟非比緊主收斂而脈緊也身體反疼者伏邪自裏而漸出於表非比陽虛不任發表也此在表之實症似虛者也。

又以半表半裏論之寒熱往來胸脇滿邪在半表半裏也其脈當弦其口當渴而脈反沉口不渴則似寒矣故人感於脈沉而以胸脇滿為太陰口不渴為內寒而誤用理中湯不知伏邪之在表半裏其脈沉者邪伏於膜原而未出表故脈不浮非陽虛也其不渴者邪未傳變未入胃府故不能消水。非內寒也此半表半裏之熱症似寒者也又以裏症論之口燥咽乾不得臥邪在裏其脈當洪其身當熱，大便閉結，而脈反沉微澀弱，身反四肢厥冷，大便自利，則全似虛寒。吳人熱證，脈微澀弱而用參附者有之；認證厥逆而用桂附者有之；或於自利而用參朮乾薑者有之；不知伏邪在裏，其脈沉微澀弱者，乃邪熱結於腸胃，氣不達於營衛也；其身反厥冷者，邪熱結於裏而不達於外，氣結於下而不通於上也；其自利者，乃熱結旁流也。此在裏之實症似虛，熱症似寒者也。總之，溫熱為伏火，與風寒之寒因大異，故脈症雖有似虛似寒之時，而一一辨其為溫熱之症，則屬邪盛而反見虛寒之假象，明眼人不當為其所惑也。

所謂虛症似實者即以表症論之頭痛發熱身疼痛自汗脈浮大
邪在表也而屢用清涼表散其症不減者非藥力之不專乃正氣
不能使藥力達表陰液不能隨陽氣作汗也此伏邪在表時虛症
之似實者也氣虛者加參耆於表藥中即汗陰虛者加潤劑於表
藥中即汗若不知其氣血之兩虧而日表不已勢必暴厥而脫
更以半表半裏論之胸脇脹耳聾嘔吐如瘧狀脈弦邪在半表半
裏也而屢用和解消導其症更加者非藥力之不到乃中焦脾胃
傷而氣不運肝陰傷而火更熾也此伏邪在半表半裏時虛症之
似實者也必合四君六君於和解藥中合四物於清解藥中始能

戰汗而解者，更滑潤清解不已，必至胃氣絕而死。
更以裏症論之，舌苔黃黑裂燥芒刺，胸腹脇臍硬痛，大小便閉，六
脉數大，邪在裏也，而屢用攻利藥，或總不得利，或利後熱甚，乃正
氣不能傳送腸胃，血液不能滋潤腸胃，非藥力之不峻也。此伏邪
傳裏時虛症之似實者也。虛者助胃以資傳送，血枯者養陰以藉
濡滑，氣行津化，才得通利。若不知其虧竭，而恣意攻利，必昏沉瘦
頓而死。
總之藥不中病，則傷正氣，傷其下則正氣浮越而上逆，傷其中則
正氣虛散而外越，脈症雖有似實似熱之時，而一詢其來路，若已

温病學　一一四

治之太過則亂氣從內奪正氣奪則虛明眼人當不為其所惑也。夫一症而虛實互異用藥稍誤而生死攸分將以何者為辨症之把柄乎曰以開卷所列五辨法辨之則瞭然矣而通以曾經誤治與未經誤治辨其伏邪之為實為虛為實中夾虛為虛中夾實則得其大綱而更得其細目然後似是而非之症斷不能惑矣余於各論條下每症細辨其虛實而此先詳言以通論之者則以散見諸條尚恐略過故首先總論其吃緊處也。至若寒猛似熱則惟傷寒諸症有之而為溫熱症之所絕無故不論及。

論婦人溫熱

婦人溫熱證悉與男子同惟當經期則治法略異

以其關乎血室也凡遇感邪陷經期者治法必兼及陽以救陽與
厥陰表裏厥陰為血室血一動則邪必乘虛犯之此須分經適來
因受病而止經適來受病而自行經適斷而受病三種則實與虛
自見凡經水適來而受邪適止者必有瘀血再察其腹脇及少腹
有牽引作痛拒按者必以清熱消瘀為治小柴胡加赤芍延胡桃
仁歸尾丹皮凡經水而受邪病發而經自行者不必治經但治其
邪而病自愈蓋病本來犯血室故經行如常仲景所謂勿犯胃氣
及上二焦必自愈者正指此非謂總不用藥也凡經適斷而受邪
者經行已盡則血海空虛邪必乘虛而陷若見腰脇及少腹滿痛

小兒急驚風治法
以清熱平肝為主
小兒慢驚風治法
以溫中健脾為主

謹案學　水木正

者以柴胡湯加桃仁赤芍逐其血室之邪始愈凡婦人受邪但見晝日明了至夜譫語即當詢其經期以杜熱入血室之漸

論小兒溫熱　小兒受溫邪悉與大人同而時見驚搐類於驚風誤治多死用大人治邪當汗當清諸法減少其劑以治之則愈惟小兒不能言而遇當下之證既不知其譫妄復難驗其舌苔則當驗其唇唇赤而燥即是下證此幼科之要訣也

以清熱平肝為主
兒慢驚風治法
以溫中健脾為主
止

附方

清熱滲濕湯

焦川柏錢半　製蒼朮一錢　小川連八分　澤瀉錢半

生晒术一錢　淡竹葉錢半　生甘稍五分　赤苓三錢

千金生地黄湯

鮮生地二兩　生錦紋一錢　生甘草八分　紅棗四枚　硭硝一錢

此湯治入裏當下（温熱瘥後）

養榮承氣湯

鮮生地一兩　油當歸三錢　生白芍二錢　知母三錢　生錦紋一錢

川枳實錢半　真川朴五分

雪羹加味煎

淡海蜇四兩　大荸薺六個　鮮地汁二瓢　元參三錢　栝蔞仁五錢（用時[illegible]炒）

雅梨汁一瓢　淨白蜜二匙　薑汁二滴

温病

濕溫症　五十六

先用鮮冬瓜皮子一個同海蜇荸薺煎湯代水

新定達原飲　濕遏熱伏之症用此達膜原而泄外邪

舌上苔白膩而厚，脘痞濕遏熱伏者

真川朴八分　花檳榔錢半　草果仁五分　枳殼錢半　焦山梔三錢

淡豆豉三錢　青子芩二錢　桔梗錢半　鮮荷葉包六一散三錢

知母三錢

先用活水蘆根二兩北細辛三分煎湯代水

邵氏熱鬱湯　治伏暑症以此湯之辛凉輕潤以宣解上焦之新邪

治伏暑初發症，胸痛唇咽乾，並寒熱候，痛喉赤熱微咳，舌間偏紅燥

蘇薄荷八分　青連翹錢半　括蔞皮錢半　焦梔三錢　廣鬱金三錢

青子芩錢半　生甘草六分　桔梗一錢　鮮竹葉三十片　青蒿露一兩　肝熱者用

重者外感之邪可加 千金生地黄汤煎 此汤治伏火灼阴解后有余大热清用此清络火而复胃液

生蒿三钱 天花粉二钱 地骨皮三钱 茯神三钱 生石羔四钱

白知母三钱 鲜生地汁二瓢 麦冬汁二瓢 鲜竹沥一瓢 生姜汁四滴

净白蜜半钱

咸寒泻以泻大热

平阳清里汤 凡火内炽用此汤平阳清里以泻大热 上中焦热俱可治

生石羔六钱 生甘草六分 青子芩钱半 知母三钱 小川连八分

生川柏六分

顾氏清金散 润燥止嗽 燥火咳减而嗽热不除者乃阴分有伏热以此汤退阴分之伏热一平气喉

生桑皮三钱 地骨皮四钱 生甘草八分 麦冬二钱 苏百合三钱

款冬花 三錢　生苡仁 五錢　川貝 三錢　生藕汁 一杯　清童便一杯 同冲

顧氏保陰煎（伏熱退後陰氣未回用本湯恢復其陰分）

（入肝胃腎　瀉南補北）
大熟地 四錢　大生地 三錢　淡天冬 二錢　麥冬 三錢　生玉竹 三錢

（有邪熱方勿用此）
炙鱉甲 四錢　炙龜版 四錢　山藥 三錢　浙茯苓 三錢　淮牛膝 二錢

龍眼肉 十朵

止

千金瀉肝湯

生山梔 三錢　淡香豉 二錢　鮮生地 五錢　大青 一錢　生石羔 六錢

元明粉 錢半　川柴胡 六分　桂枝 二分

千金清肝飲

脾多清劑
肺多溫劑

生山梔錢半　青子芩三錢　生石羔四錢　元參二錢　元明粉錢半
鮮竹葉二十片　車前草兩株　細辛二分

千金清心湯

鮮生地一兩　生山梔二錢　青子芩二錢　大青一錢　生石羔四錢
白知母三錢　元明粉一錢　元參錢半

千金清脾飲

羚羊角八分　寒水石錢半　元明粉一錢　大青一錢　焦山梔三錢
元參錢半　射干八分　升麻三分

千金清肺湯

治病學術　六八

青麻黄五分　生石羔四錢　光杏仁二錢　前胡錢半　焦山梔三錢
生甘草五分　紫苑錢半　大青一錢

千金清腎湯

西茵陳二錢　焦山梔三錢　元明粉一錢　苦參五分　鮮生地五錢
生葛根一錢　淡豆豉三錢　石羔四錢　鮮葱白兩枚

千金清胃飲

生山梔三錢　淡香豉三錢　乾薤白錢半

删繁香豉湯　肺時時渴遍斑點

淡香豉三錢　生山梔三錢　生石羔六錢　大青一錢　元明粉錢半

升麻一錢 葱白五個

栝蔞根湯 温甚者 [illegible]

栝蔞根三錢 生石羔四錢 生葛根一錢 防風五分 南沙參

錢半 生甘草五分

漢防已湯 風温症表脉浮得汗者

漢防已一錢半 生蒼皮一錢 生晒朮一錢 炙草三分 鮮生姜

兩片 大紅棗兩枚

知母石羔湯 [illegible]陽明之熱 一下[illegible]不可下者

白知母四錢 生石羔四錢 生甘草五分

刘氏桔梗汤 和在上焦解肌发表使温热外达 上焦热从外解

苦桔梗钱半 生甘草一钱 苏薄荷一钱 凡芩一钱 焦山栀钱

青连翘三钱 鲜竹叶三十片

栀子黄芩汤 清中焦心火热之 中焦有实热能实而热甚之实也

焦山栀五钱 青子芩三钱

缪氏竹叶石膏汤 风温初起鼻塞目赤喉痛咳嗽清涕口渴及除 温留不甚宜

生石膏五钱 苏薄荷一钱 荆芥穗一钱 蝉衣一钱 炒牛蒡钱半

生葛根钱半 白知母一钱 麦冬一钱 生甘草一钱 元参二钱

西河柳叶五钱 鲜竹叶三片 冬米一撮

表寒與[illegible]者

劉氏蘇羌飲

此方服之，外感風邪素有熱不可服。溫毒兼發散其外表。新感內溫熱外風寒。

紫蘇葉錢半 羌活八分 新會皮錢半 防風一錢 淡香豉三錢

鮮生薑一錢 鮮葱白兩枚

厥[illegible]熱[illegible]者 逆[illegible]者

五葉蘆根湯

冬溫初起，輕宣上焦，內熱外風濕，冬溫熱閉清陽。

藿香葉一錢 薄荷葉一錢 佩蘭葉一錢 荷葉一錢 枇杷葉一兩

水蘆根一兩

代賑普濟散

治一切溫毒風火閉鬱上焦，邪在上焦，上焦積熱險毒。

治溫毒瘟腮及大頭瘟喉痛，但外腫耳前，口咽不甚大痛，瘟疫等症。

苦桔梗 升麻 浮萍 銀花 連翹 元參 各十兩

牛蒡子 荊芥穗 各八兩 蟬衣 黃芩 大青葉 白殭蠶 各六兩

止、蘇薄荷 人中黄 馬勃 射干 製錦紋 以上各四兩

伍氏涼血解毒湯

鮮生地一兩 老紫草三錢 青連翹三錢 桔梗錢半 白殭蠶錢半

藏紅花五分 生甘草六分

陳氏清肺飲

冬桑葉錢半 鮮沙參錢半 川貝母三錢 廣皮錢半 青連翹錢半

苦桔梗一錢 生甘草八分

葉氏養胃湯

生天冬三錢 生扁豆三錢 北沙參三錢 麥冬三錢 冬桑葉三錢

上焦熱上焦肺 氣凝滯於肺 千金葦莖湯 以酒毒發為白瘖陳酒上焦肺

瘖邑 生苡仁六錢 原桃仁三錢 冬瓜子五錢 葦莖二錢

中焦有熱脹滿 二金湯 濕毒入絡以脉治之 胸脹 氣脹便溏淸暑

腫 焦雞金五錢 海金沙三錢 大腹絨三錢 豬苓三錢 鬱金五錢

宣清導濁湯 濕毒阻塞胸中於後陰 治在內以固治之

（寒熱留膀胱）

濕阻於脾 蒙濕之於 赤苓五錢 豬苓五錢 炒香皂莢子錢半

小甘露飲 壯水保陰 （嵌明為大）

清熱潤燥 胃熱傷陰 霍石斛三錢 西茵陳一錢 鮮生地四錢 黃芩一錢 苦桔梗一錢

焦梔子一錢 升麻三分

温病 八十七

入心寧神心悸 無根無蒂風雲 心氣鬱

安神養血湯 温熱瘥後百脈空虚 調和營衛

茯神四錢 炒棗仁三錢 大生地三錢 归身二錢 生白芍三錢

遠志肉一錢 新會皮一錢 桔梗一錢 炙甘草八分

開鬱正元散 七情成病 如忿氣逆 或成瘧 則用紫苑散 或叔瘧散

脈無弦甚則 搏星痞無瘕 痞成痨

白术 陳皮 青皮 香附 山查 海粉 桔梗 茯苓 砂仁 延胡

甘草 神麯各五錢 中焦鬱滞 白术補脾 貝母消半 踈氣 脾胃中焦有濕 而用之 调胃健脾 利水消積

紫苑散 潤肺外欬 痰膿肺傷熱 無一点表邪陰虚

紫苑茸 潞黨參各二兩 麦門冬 桔梗 茯苓 阿膠 川貝各一兩

五味子 甘草各五錢

救痿散

細生地三錢 生白芍三錢 白归身三錢 阿膠錢半 潞黨參錢半

炙棉耆錢半 五味子三分 炙草乙錢 仙露夏錢半

參麦茯神湯 治思慮虚散不復所致以此湯調理

西洋參錢半 辰茯神三錢 鮮石斛三錢 麦冬三錢 甜石蓮錢半

生穀芽錢半 生甘草六分 木瓜八分

蓯蓉潤腸丸 治[illegible]津液虚[illegible]燥結日久老羸秘 兼治陰[illegible]

[illegible]

淡蓯蓉二兩 上沉香一兩 為末用麻子仁汁打糊為丸

六磨飲子 一名六磨湯 氣得順而便可通

止

八十二

溫症

上沉香　廣木香　大檳榔　烏藥　枳實　生錦紋　各一錢

石羔大青湯　斑疹未見有熱一二者好今有此時更妙

生石羔四錢　白知母一錢　青子芩錢半　大青二錢　焦山梔二錢

前胡錢半　鮮葱白四枚

上列溫病試驗諸方所用者均係簡明易於辨認之藥品而湯劑則取其不落窠臼稍異套方者特選定而摘錄之俾學者見症索方便於取用餘如貴重之品及藥肆製便丸丹應傳方書所載常有之劑列入殊嫌試驗闕者諒之

編者

莆田國医專科学校講義

温病

（四册）

民國三十四年五月重訂

傳化溫病篇

此篇本時賢章君巨膺所謂溫病皆從傷寒來者蓋以傷寒為病之初溫病為病之既及引證陸九芝氏謂傷寒傳入陽明遂成溫病之意旨所著溫病辨惑理解較新。因將原文節錄編為傳化溫病篇以擴學者眼界。

編者

溫熱之真際定義　素問曰熱病者皆傷寒之類也又曰人之傷於寒也則為病熱又曰人傷於寒而傳為熱何也寒甚則生熱也又曰凡病傷寒而成溫者先夏至日為病溫後夏至日為病暑從以

上諸說歸納之溫熱病皆從傷寒來傷寒是病之初溫熱是病之既換言之寒則化熱熱本於寒仲景之傷寒論自序云撰用素問九卷八十一難則必跟據前說其論名傷寒不專指傷寒一病實包括一切因傷寒而熱之病蓋傷寒二字有廣義狹義之別難經云傷寒有五一曰中風二曰傷寒三曰濕溫四曰熱病五曰溫病傷寒有五之傷寒是廣義的二曰傷寒之傷寒是狹義的仲景之傷寒論書名是廣義的其論中所列實包括中風傷寒濕溫熱病溫病五種不難一一覆按如太陽病發熱汗出惡風脈緩者名曰中風太陽病或已發熱未發熱必惡寒體痛嘔逆脈陰陽俱緊

者名曰傷寒太陽病發熱而渴不惡寒者為溫病太陽病關節疼痛而煩脈沉而細者此為濕痹此條列傷寒論後篇與傷寒相濫見發熱證狀即是濕溫病也太陽中熱者暍是也暍即指熱病故論中所列狹義的傷寒不過一部份昧者不知此旨以為亂與寒為傷寒論中病而於溫熱病謂不可用傷寒論中方將溫病剔出於傷寒論之外另為之著書立論謂仲景書詳於治寒略於治溫不見論中有芩連膏黃之方怪誕荒謬莫此為甚

以上言溫病本隸於傷寒論中論溫而跳出傷寒範圍即是歧途

至於溫病之真際定義果如何且先參考各家之說

柯韻伯曰陽明為成溫之藪。

程郊倩曰溫病雖異傷寒然熱雖甚不死以其病即傷寒中傳之病。

王安道曰凡稱陽明病者皆身熱汗出不惡寒而惡熱也。

魏荔彤曰太陽為惡風寒傳陽明則變為惡熱。

呂㮣村曰惡寒自罷汗出而熱仍不解即轉陽明之候當此之時無論風寒暑濕所感不同而同歸火化。

吳人駒曰身熱汗自出不惡寒而（反）惡熱則病已去太陽入陽明。

陳修園曰表邪已解故不惡寒裏熱已甚故反惡熱。

成無己曰。發熱而渴不惡寒者。陽明病也。

陸九芝曰。凡傷寒有五。而傳入陽明。遂成溫病。

又曰。溫熱起自陽明。惟辛涼始可遨嗇。

又曰。傷寒初起先用溫散。寒邪內傳。便成溫熱。

又曰。不惡寒反惡熱。始初惡寒。一熱而不復惡寒。凡傷寒欲解時。寒去而熱亦罷。若寒去熱不罷。汗出仍熱。而脈躁疾。皆為溫病之的候也。

又曰。病之始自陽明者為溫。即始自太陽而傳入陽明者亦為溫。是故太陽病發熱而渴不惡寒者為溫病。

統以上各家之說歸納之得公式如下。

發熱汗出不惡寒反惡熱——陽明病

傷寒論曰

太陽病發熱而渴不惡寒者——溫病

統以上二條比而看之可以證明。

溫病——陽明病

直捷痛快說溫熱病即為陽明証，以解決許多繳繞問題。陽明証在傷寒論中，方藥不在傷寒論外，芩連羔黃仲景用以治陽明証，即用以治溫熱病。於是謂仲景傷寒論專為傷寒立法，無與溫熱者可以知其謬。謂仲景詳於治寒而略於治溫者。可以知其謬。

然溫病之真際定義，猶不止此。以下節惲先生說。

溫病者熱病也。熱病者傷寒也。寒傷軀體最外層。太陽受病。體溫起反應則發熱。是為熱病。春有熱病。夏有熱病。秋有熱病。冬有熱病。冬之熱病。傷於寒也。因太陽受寒。體溫集表而熱。故曰人之傷於寒也。則為病熱。冬之熱病。是傷寒。春之熱病。仍是傷寒。夏之熱病。秋之熱病。依然是傷寒。故曰凡熱病。皆傷寒之類也。

同是傷寒。何以不皆名曰傷寒。熱病即溫病。同是傷寒而病熱何以不胥名曰温病而或名温病或名傷寒曰此時令之關係也春夏秋冬有生長收藏之作用於何驗之曰驗之於地面上之動植萬有人體應生長收藏之作用於何驗之曰驗之於飲食嗜欲意志其平時之不同者生理之形態也其病時之不同者因生理之形態不同疾病之形態隨之不同也其不同奈何曰冬之傷於寒也初起振寒不適既而發熱其發熱也或竅閉汗不出春之傷於寒也初起欣洒淅惡寒而為時較短或竅開汗自出夏之傷於寒也壯熱喘喝無汗則體若燔炭有汗者則初起即熱繼有形寒只須臾耳長夏

之傷於寒也。壯熱多汗其舌質必絳。口味恆甜。不同之點。此其大略……冬日傷寒前驅証長。夏日傷寒前驅証短。（病前驅體先感不適謂之前驅証）此亦不同之點。其次為既為冬月傷寒往往三候熱最高時在第七日乃至第十五日十五日以後則日輕夜重弛張頗甚此在仲景傷寒論謂之傳經西人則謂之病型。春夏傷寒則不如冬月傷寒之有規則。又其次為兼証。冬月傷寒發熱之外必見頭痛項強體痛。春月傷寒常兼咳嗽骨楚夏月傷寒常兼泄瀉此其大較也。同是傷寒何以前驅証不同。病型不同。是可知四時之生長收藏。

影響於軀體生理之形能，因而變更疾病之形能，其事至確。春為風，故春病熱者為風温；夏為暑，故夏病熱者為暑温；長夏為濕，故長夏病熱者為濕温。其病本是傷寒，因時令之異，而稟天氣之化。故命名如此。然而冬有非時之暖，春有非時之寒，氣有未至而至，至而不至之時，於是冬日之熱病，有與春日同者，夏月之熱病，有與冬日同者，則就前驅証辨之而定名。於是冬日有風温，夏日有傷寒矣。

凡熱病之定名，從病形。不從病能。病形者，病初起之三日所見之病狀。病能者，既病之傳變與轉屬，例如温病可以變癨。

特為後起病。乃由溫病轉屬。溫病有變遷之可能。故曰病能。病無定名。不可以命名。命名既從病形。當然從初起之時。六氣中之燥氣為熱病。病能上事。非病形上事。蓋有熱病而化燥。無初起即見燥化者也。又燥屬秋令。秋季前半長夏。暑濕未退。秋季之後半。新涼感冒。已與冬月為鄰。故無燥溫之名。

後人有真假溫病之分。真假溫病之名。不見經傳。轉於顧輩論議時習聞之。所謂真溫病。即指吳鞠通王孟英之所謂溫病。所謂假溫病。即指傷寒論中仲景之所謂溫病。此不過謀識時敢為此言。若偶然為醫雜誌中論說。不敢形之於筆墨。蓋不敢冒言仲景所說溫病是假溫病也。昔人用辛涼治熱病。不敢劉河間專用涼藥遂享盛名。於是有創為調和口腔者。謂江南無真傷寒。不識南陽長沙皆非北地。貽譏漢成笑。仍此與現在真假溫病之說。今古為一郎之務也。竊意鄙以為此所謂溫病者。仍是傷寒不過冬日傷寒。無論已發熱未發熱。必惡寒。春日傷寒。有開始即發熱而竟不惡寒者。無所謂真假。即此便是真溫病。若今人所謂真溫病。古人不名為溫病。其解釋如下節。

爨

温病有二種。一種是暑温。一種是濕温。兩種皆夏秋間習見之病。今人名之爲温病。古人都不名之爲温病。傷寒論痙濕暍。與傷寒相濫。濕即濕温。暍即暑温。何以知之。六氣中之濕氣。浸淫於皮膚。則爲濕痹。若從下受。則爲脚腫。此兩種病。豈能與傷寒相濫。濫如僭竊之濫。謂其病相似。辨難、不易辨别。而真際則迥然不同者之謂。與傷寒相似。則其病必發熱。其與傷寒真際不同。因其病是中濕。而非感風寒然。則非今日所謂濕温病。更有何病以濕名而發熱者乎。今人所以名濕温。爲其病喜燥而惡濕。而又發熱。此其定名。本自不誤。傷寒

温病學

論文字簡古。既云與傷寒相濫。發熱已在言外。無須更著温字。暍字文義。本是傷暑、傷暑、傷寒相濫。非暑温而何。此兩種病與傷寒迥然不同。限於夏秋間有之。平時而有濕病者。必有意外濕邪。而後有。如冒雨溺水等事。平時而有暍病者。亦必意外觸熱而後有。如炭暈等。◎

從惲師之說。概括言之。温病本是傷寒。因時令之異。六氣之殊。病形之變。而別名為風温、暑温、濕温。病之來路。因傷於寒。與傷寒同一方式。故假定為傷寒系之温病。即仲景所言之温病也。其有夏秋之間習見之熱病。不因傷於寒。因於濕者曰濕温。因於暑者曰暑温。與前條之濕温。暑温病理病形絶不相同。故另名為非傷寒系之温病。相當。於仲景所言之濕暍。亦即難經所言之四曰熱病。五曰濕温之名稱。惟是病理病名。皎然明矣。然同名暑温濕温。而有屬於傷寒系者。有非傷寒系者。對於名稱不免混淆。茲於名詞上予以變換。傷寒系之暑温濕温。固定名為暑温濕温。非傷寒系之暑温。命名傷暑。非傷寒系之濕温。命名濕熱。此不過便於稱謂。別無深意。初不計杜撰之當否也。

彙集以上諸說。温熱病可大別之為六種。立表如下。

温病學

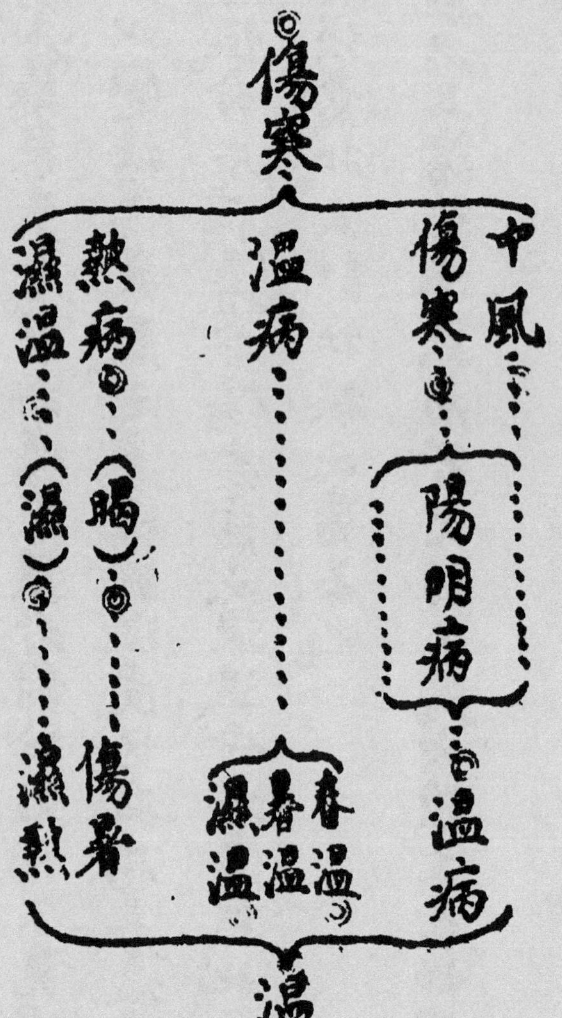
傷寒
中風
傷寒
溫病
熱病
濕溫
陽明病
溫病
春溫
春溫
濕溫
（暍）
傷暑
（濕）
濕熱
溫熱病

如上表之歸納。乃知內經、難經、傷寒論，於熱病之名稱，承統絲毫不紊亂。傷寒論一書。承認內經難經傷寒有五之目。包括中風、傷寒、溫病、熱病、濕溫五種。賅者不疑。以為傷寒論中主幹文字為傷寒、一種。論温只有兩條。不知温病即傷寒之陽明病。詳陽明篇中。其熱病濕温病理。與傷寒不同。病狀與傷寒相濫。故另為痙濕暍篇。知此條條直直之文。乃二三百年來。磨旋繳繞不清知行迷陣。著書汗牛充棟愈說愈不明白。後之學者。不復求其明白。避重就輕。只好於豆豉。豆卷。石斛。桑葉。菊花中討生活。良堪慨已。

温熱之發熱原理。

温熱病從異說紛紜之中。既得真際定義。即獲坦平康莊之途徑。不必磨旋繳繞。從事實上說起。温熱病自然是發熱為主證。當先言何故發熱。

欲說明何故發熱之先。當言人身之體温。人身體温之來源由於飲食其狀態與燃煤於蒸汽機內。而生熱者類似。飲食入胃食物中營養素被消化吸收而入於組織內。遇血液中之養氣。即變呈氣化作用。而產生體溫。體溫常度在攝氏熱度表三十六度半至三十七間。孩兒稍高。老人稍低。中午稍昇。夜間稍降。此其常也。無論春夏秋冬。雖外界氣候懸殊。體溫常度。總在三十六度半上下。是為常溫。有時體溫亢進。則為發熱。體溫之所以亢進。則有四個原因。曰體溫之調節失職。曰體溫之抵抗作用。曰空氣成分之關係。曰微菌之侵襲為患。茲約述如下。

體溫常度。是指人體靜止之時狀態。有時亢進。其原因有三種。其一由於飲酒。飲酒之後神經興奮，血液運行增速。則體溫較高。其二由於摩擦。摩擦則末稍神經興奮，血液奔赴。其處之分量增多。則覺烘烘然熱。其三由於運動。運動或勞力行走之後。因筋肉摩擦，血行增速之後，體溫亦增高。

飲酒運動等。皆能產生熱力。而使體溫亢進。然未聞因飲酒運動而發熱也。則因一方面體溫亢進。一方面體溫有散放。其散放之方法。亦有三種。其一由於皮膚之出汗。夏月外界空氣熱。皮下充血。皮膚出汗。體溫藉以散放。故飲酒運動之後。因無須乎多量之熱。汗出更多。若外界空氣冷。則皮下血管及肌膚均收縮。以限制血行。體溫向外散放。止於分肉肌膚。故冬月飲酒運動之後。體溫產生較多。則身體和暖如煦。運動劇烈。飲酒過多。體溫增高。過於適當之量。亦汗出以散放。其二由於腎臟之排尿。尿便不特排洩液體之廢料成分。運動勞力。體溫增高。必口渴引飲。其主要原因。因汗出液少。引水自救。其副作用。欲藉水液之通過。可以使高溫從小便散放。與出汗是同一機能。故汗多者溲必少。其三由於肺臟之呼氣。呼吸之項。一呼出體溫。亦散放。故熱甚者。汗出喘滿。即是由肺臟呼氣。以散放過量之體溫。狗不出汗。其散放體溫之方法。以伸舌喘氣作用最顯著。

體溫之產生與散放。初無一定。隨外界之溫度而異。冬令氣候冷於人體。皮膚血管收縮。而血行反速。體溫反高散放反多以抵抗外界之寒冷。夏月外界空氣熱於人體。血管擴大。血行反遲。汗出疏泄。而體溫反低。各自適於生存之能事。自為調節。冬裘夏葛。圍爐揮扇。溫飲冷飲。一方面幫助體溫之放散。一方面幫助體溫之產生。是人工之調節。使抵於平均適宜之候而已。

人體玄府之開闔。腎藏之排洩。肺藏之呼吸。以及居處衣被飲食之與。皆所以調節體溫。既如上述。假如調節失職。遂至體溫之生產與散放。不相協調。一方面續續生產。一方面散放減少。於是體温高々增々則為發熱，是發熱第一原因也。

肌膚為寒冷所侵，始則體温却行，感覺寒冷。繼則體温奔集于肌膚，以為抵抗。抵抗冷者惟熱，體温超過適當之量，遂呈熱象，物理。壓迫力大者，抵抗力亦大，原動力強者，反應力亦強。故受寒劇者，發熱亦壯。嚴冬凛冽，朔風怒號，奔走道途，兩耳痛如刀割，逸入於室，則兩耳烘烘然熱。冬令浣衣者，兩手冰冷，及拭乾之後，則手熱如炙。局部感寒發熱之理，如此推而致於全身，同一方式，是發熱第二因々原々也。

人類肺臟呼吸之作用，在吸收生氣，呼出炭氣，以維繫其康健之生活。平時安靜之呼吸。血液中之養氣。與炭酸成分。有其一定分量。通常之空氣。含養氣十分之二。倘若吸收養氣之分量不足。則感胸悶窒息。其例有四。其一人衆集會之處。空氣之中。養氣不足。供人衆之吸收。個人吸收不足。則氣悶。呼吸不利。其二處圍密之室中。空氣中固有之養氣。有減無增。則漸覺窒息。若養氣減少至百分之二。可以悶絕而死。其三高山之上。空氣漸薄。養氣之量比例。當然減少。故登高至距海面五千密達。呼吸亦感困難。其四夏日空氣稀薄。養氣亦少。復因汗出太多。血液減少。體內養氣存積不多。若不及百之一。則胸悶氣息。亦覺不利。是故夏日。人體因空氣稀薄。養氣減少之故。而呼吸不利。此第一個發熱原因。肺臟之呼吸。亦所以排洩體溫者也。當炎熱汗多之傾。液體之排泄體溫方法。已充乎其量。將起液竭之恐慌。故此時之肺藏呼吸。以排泄體溫之方法。遂在重要之列。乃因養氣不足之故。而呼吸不暢。不能排泄體溫外放。且夏日空氣中含水分多。所謂長夏濕冷。妨礙體溫之外放。雖出汗多。體溫難於蒸散。坐是體溫鬱積而為熱。是發熱第三因原也。

我國所謂溫病。無論溫病傷寒。西人統謂之急性傳染病。因其為流行性。皆起發熱症候。種種說法。皆從微菌立論。有桿狀菌。球狀菌。

小桿狀菌、葡萄狀菌、流行性感冒桿菌、連鎖狀球菌等等，皆為發熱病之原因。病以微菌形狀不同而異名。無論其說是否，吾儕可置勿論。以微菌定名，非絕對真確之事，且無俾實用。因每一病必須經過驗菌，始能定名。姑無論為事實上不可能之事，而使驗得何菌，知為何病，然往往無特效藥，無可施治。國醫學向來不講微菌，只從病之形能上注意，而治效頗良。故吾儕於微菌之說，只能備列一格。然而余另有說，西醫所稱熱病為急性傳染病，因微菌之傳染而致病，其說實是，而不盡是。知此，譬如傷寒溫病之病菌，未必一定傳染。大致以前所稱瘟疫，沿門闔戶，所病皆同，則與西說因微菌之急性傳染病相合。微菌侵襲。所以發熱者。據西說是因血球破壞纖維。酸酵素游離之故。細菌或發酵素分解破潰組織而生發熱性物質。此物質吸收於血中筋肉及腺組織。受其作用。而新陳代謝亢盛。體溫之發生因以加多。同時神經系受其侵害。體溫調節機能受其障礙。或藉神經系。而使新陳代謝亢盛。故體溫亢進。余意微菌侵入人體。體工起與相抗。以事驅逐外侮。猶國家邊防之兵。守土有正氣。與病菌為敵。調節體溫之機能。搆變非常。因以失職。遂為發熱。是熱發第四原因也。

須知以上四個發熱原因。可以概括一切時令發熱之病。即傷寒太陽陽明篇病理與治法亦不出此四者範圍例如根據第二個發熱原因即是傷寒太陽證之病理根據第一個發熱原因即得太陽證之治法壯熱無汗體溫亢盛玄府排泄失職不能放散體溫也故用麻黃湯以發汗至於發熱有汗之用桂枝湯還是同此原理體溫亢盛玄府排泄雖未失職然而放散體溫之分量不相稱故熱是熱汗自汗予桂枝湯還是欲令發汗也體溫亢盛尿便排泄失職故有五苓散之利小便法陽明經證壯熱汗出體溫亢盛汗出疏泄未曾失職其熱不因表證故仲聖謂裏有熱用白虎湯寒涼直折體溫亦猶盛暑引冷幫助體溫之散放其他解熱發

汗利尿諸法，皆從此理蛻化而來也。熱病自以發熱為主證，明乎此，則傷寒溫病病理解決泰半。洽療合乎此理，則病退；反是，則病進。

溫熱之病理與定名。　溫熱病之分目，見於溫病條辨者有九。曰風溫、溫熱、溫疫、溫毒、暑溫、濕溫、秋燥、冬溫、溫瘧。自注云：風溫者，初春陽氣開始，厥陰行令，風挾溫也。溫熱者，春末夏初，陽氣弛張，溫盛為溫熱也。溫疫者，厲氣流行，多兼穢濁，家家如是，若役使然也。溫毒者，諸溫夾毒，穢濁太甚也。暑溫者，正夏之時，暑之偏於熱者也。濕溫者，長夏初秋，濕中生熱，即暑之偏於濕者也。秋燥者，秋金燥烈之氣也。冬溫者，冬應寒而反溫，陽不潛藏，民病溫也。溫瘧者，陰氣先傷。又因於暑。陽氣獨發。以上云云。似可解。實不可解。風溫溫熱。以春初春末為別。陽氣開發與陽氣弛張之異。不知陽氣弛張。至如何程度為溫熱。更不知春之半病溫者。為風溫抑為溫熱。雖經解釋。仍不可辨也。多兼穢濁。穢濁太甚。同是穢濁。何以一則流行的為溫疫。一則不流行為溫毒。暑之偏於熱者。句不辭已甚。秋金燥烈之氣與熱病何干。自係自辨。識是辨不清楚。不究病之原理。不詳病之証狀。故不能言之真切。只得望文生義。作此模糊影響之談而已。

本書論溫。如前章所列表。只有溫熱。春熱。暑溫。濕溫。傷暑。濕熱。六

溫病學

種別無伏暑冬溫秋燥溼瘧諸名。何以與時俗所稱者相差如此之多。則因從病之原理與証狀歸納之。無須多立名目。徒亂人意。今當從病型以推究病理。從病理以歸納病名。

●前人論傷寒溫病之異。謂傷寒由外入裏。溫病由裏出表。陸氏亦為此言。此實不可通。傷寒溫病。同是外感。仲聖言發熱而渴不惡寒者為溫病。條上冠以太陽病三字。其義可見也。然則何以別異。曰其不同之點。只在惡寒與不惡寒有汗與無汗之分。凡病發熱惡寒無汗者。無論春夏秋冬。均為傷寒。發熱不惡寒。或[illegible]惡寒時間甚短有汗者。為溫病。在春曰春溫。在夏曰暑溫。在長夏曰濕溫此所謂温病。仍是傷寒。因傷於寒而得之病也。其説詳下。
冬日外界空氣冷。人體因適於冷空氣中之生存。皮下血管及肌膚均收束。毛竅因閉。衛氣緻密。體温濃集外層。以抵禦外寒。人之傷於寒也。寒邪不得深入。止於外層。為振慄惡寒。根據第二個發熱因。原全身體温均奔集表層。以事驅逐。體温逾適當之量。遂為發熱狀態。在理體內熱高。當汗出。以散放體温。然因有寒邪在表。毛竅因閉。抵抗愈甚。不得疏泄。所以壯熱惡寒無汗。是為傷寒太陽証之原理。寒邪在表不解。化燥內傳。寒邪已透過太陽表層。故不惡寒反惡熱。第一道防綫破。重心不在表而在裏。體工自起調

[illegible]

節作用故散體溫毛竅開。汗自出。汗出液少故口渴是寒傷陽明証之原理。

若外界空氣和暖。與人體體溫溫度相若。毛竅開闔之作用在不甚重要之列傷於寒。寒邪得以深入。體溫集表。以為抵抗。故發熱。毛竅本傾向於開。因熱高故汗自出。寒邪中外層。側當洒淅惡寒。卒以外層抵抗力薄弱。寒邪在表時間甚暫。故惡寒時間甚短過表入裏。重心在裏。是為溫之原理。

○

傷寒陽明証。與溫病同一蹊徑。一則寒邪經過太陽。逗留於太陽若干日。然後化燥內傳入陽明。一則寒邪經過太陽。逕入陽明故

溫病開始在陽明

問是寒傷軀體表層何以一則逗留於太陽一則逕入於陽明耶因時令之異六氣之殊故也冬傷於寒振慄惡寒發熱無汗其原理已知上述春為風其氣和煦肌膚毛竅不知冬令之固密寒邪中人兼風化逕入陽明發熱汗出為春溫假如春月天氣沍寒不去應暖不暖至而不至則肌膚毛竅固密抵禦外界冷空氣之能耐依然存在則寒傷軀體格拒於表惡寒發熱無汗仍屬傷寒假如冬日氣候和暖應寒反暖未至而至人體體溫與外界空氣溫度不甚相差肌膚毛竅防禦外寒不在重要之列寒邪中人逕入

溫病學

陽明為溫病發熱汗出者以病理論之與春溫同故不須另立冬溫之名

夏日外界空氣熱高於人體肌膚毛竅非但無須抵抗並且有待於疏泄故夏月炎熱汗出疏泄以調節體溫是故夏月樊籬齊撤邊防空虛傷於寒發熱汗出表層無抵抗些微覺惡寒即發熱是為暑溫其在長夏時令氣候兼濕化傷於寒而熱者曰濕溫病機同暑溫。

讀者須知肌膚毛竅之啓閉所以調節體溫其作用甚敏活嚴冬汲寒毛竅雖閉若劇勞奔走體溫增高毛竅遂開汗出以散放辰

之夏月炎熱毛竅雖開若貪涼過度毛竅能閉以拒寒涼知此原理則冬月有春温無足奇夏月有傷寒亦非列外故暑月發熱無汗惡寒與冬月傷寒同法冬月發熱有汗無惡寒與春日春温同法是故傷寒温病惡寒不惡寒有汗無汗為病之大關鍵其發熱則基於第一第二個原理若濕熱與傷暑相當與傷寒論之濕與暍是夏令之時行病因濕邪發熱俗混稱濕温發熱則基於第三個原理病理與前絕不相同詳述於下

◎空氣含養氣十分之二強淡氣十分之八弱此外有少許炭酸氣養氣為人體生活所必需當吸入之時外面空氣達於肺胞中其

溼病學　一百

中之養氣由微血管送入血液中同時吸入無用之炭酸氣由肺
呼出於外呼吸不停保持康健之狀態至夏月空氣稀薄養氣之
比例成分亦稀少從外吸入之養氣量不足復因氣候炎熱汗出
多血液乾體內存積之養氣量亦不足於是呼吸不利而感胸悶
窒息呼吸不利則放溫之機能失職若中暑而熱者體內溫度不
能散泄於外遂為發熱汗多胸悶之狀是為傷暑之病理
或曰汗出多體溫當由汗散放何以汗多仍熱其溫不因汗散曰
夏月為濕令空氣含水分多體溫外散有所窒礙且汗出既多血
液乾口渴引飲自救然飲水雖多因汗多之故小便仍少故熱既

不能因汗散。復不能從小便以排泄。肺藏之呼吸。以放散體溫。遂居重要位置。乃因養氣不足之故。呼吸不利。以致喘促。體溫仍不能向外散放。故發熱汗出。喘滿胸悶。為傷暑証。特殊証狀。過常熱壯無汗者。方氣喘。為麻黃大小青龍証。皆是傷寒証。雖有汗而見氣喘。其理在是。準以上病理。當炎夏汗多之頃。就涼處休息。即可不病。若苦工勞力。長行途走。足以增進體溫。一方面外界之高溫。又足以使身體增熱。而皮膚之蒸發不利。及呼吸不暢。不能使體溫外放。於是病作。審是濕熱病理。可以不繁言而解。不過多兼濕邪。病形稍有不同。發熱汗多胸悶。與傷暑為同具之証狀。其不

同之點傷暑則舌紅而潤脉搏虛數濕熱則舌潤苔白脉搏濡軟此其大較也

溫熱之理病與証狀從生理之形能詮解如上雖未能纖微畢賅大份已不外此反觀溫病條辨之解釋無一語不是向壁虛搆之談其自序凡例中言是書雖為溫病而設實可羽翼傷寒傷寒論自以仲景為祖參考諸家著述可也溫病當於是書中之辨似處究心直欲與仲景分庭抗禮又言傷寒論六經由表入裏由淺及深須橫看本論論三焦由上及下亦由淺入深須豎看與傷論為對待文字有一縱一橫之妙云云簡直是神昏譫語

溫熱之主病証候

發熱　溫證發熱與風寒同而以兼見証核之則不同辨得爲溫發熱熱以矣又當知其淺深表裏之異蓋發熱表証居多而亦有裏証發熱半表半裏發熱餘邪未齊復出於表發熱邪退正虛發熱者此時用藥最要清楚頭緒不差即後來傳變多危救之亦易凡表發熱其脉不浮不沉而數寸必大於關尺熱在皮膚捫之烙手久按反輕必兼頭痛項強腰痛脛痠或頭面身體皮膚有紅腫疼痛諸証有一於此是表証發熱九味羌活湯人參敗毒散六神通解散選用冬月嚴寒反反

一百零二

陽旦湯
越婢湯
乃桂枝加黃芩
非桂枝加附子

惡寒甚者越婢湯陽旦湯可借用全不惡寒者白虎湯黃芩湯可加減用至於裏表証發熱則其脉滑或況數或兼洪闊尺甚於寸熱少在肌肉筋骨。初捫熱輕久按熱甚少兼煩渴譫妄語胸腹滿大便不通或自利或便膿血小便赤黃諸証雖不必全見必兼二三方是裏証發熱天水散梔子豉湯黃連解毒湯導赤散瀉心湯豬苓湯選用半表半裏發熱多脉弦胸脅滿或熱或止或口苦咽乾目眩耳聾或喜嘔心煩每見表裏証達原飲柴葛解肌湯小柴胡湯選用但溫証發熱純表純裏者少表裏夾雜者多夾雜者達原飲主之表証多加羌

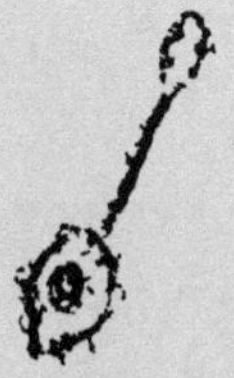

活。裏証多加大黄。半表半裏証多加柴胡。或諸証俱見則諸藥全用三消飲誠妙劑也。至已愈數日而又發熱者乃募原伏有不盡之邪復出於表。當察其邪之偏勝處以前法治之。大抵愈後復發則裏熱多而表熱少。雖用表藥。不過柴葛豆豉而已。重用葛根最妙。以其性凉而解肌。無更用羌活之理。更有素體虛弱。或老人或大病後復染溫邪表裏全無實証。六脈豁豁然空而洪滑甚於初起者。汗之而身痛更甚。下之而舌燥更甚。清之而煩躁昏沉更甚。此皆邪退正虛之發熱。王太僕所謂大虛有盛候反瀉含冤者也。此當舍標從本消息陰陽虛實陰虛則熱渴枯竭之証多責在腎宜六味地黃湯兼氣虛合生脉散陽虛則嘔利驚悸之証多責在脾宜六君子湯兼血虛合歸脾湯主之若遇此等証仍用汗下涼解斷無生理矣然而如証發熱之顯然有據者施治自易若脉証夾雜糢糊又有難於分辨者則專以舌苔為據初起舌苔薄白或無苔而潤屬在表白苔厚或兼微黃或中黃邊白中黃尖白或二三色屬半表半裏黃苔或醬色或黑色屬在裏舌苔燥則不論何色皆屬裏証屢經汗下舌苔潤而發熱者屬陽虛無苔而燥者屬陰虛依此辨之思過半矣惟虛証似實

舌苔亦難憑據又當從病之來路探討屡經汗下而熱愈甚
者其虛無疑若雖經汗下而熱漸減不齊者則仍屬餘邪不
可遽補以致邪熱復熾也此雖專指發熱証言然虛實關頭
最當體認類而推之凡証皆可依此而辨矣

自按

按右論發熱証狀言表裏虛實齊賅無遺實最重要醫家宜特別
注意惟用藥一層未可率爾採取須知處方用藥要從其他証狀
與夫脉象舌色四面八方綜合觀之不可但憑發熱片面例如表
証發熱用九味羌活湯其方羌活防風白芷川芎蒼朮細辛黄芩
生地甘草葱白生薑皮諸藥戴氏去辛熱之細辛非謂其他皆可

一百零四

用。另有加減法度。如蒼术與生地無並用之理。此當以舌色候之。舌紅絳而乾者。宜生地。不得用蒼术。舌潤有濕象者。宜蒼术。不合用生地。人參敗毒散方為人參、羌活、柴胡、前胡、川芎、枳殼、桔梗、茯苓、甘草。除人參外。皆平淡。發熱用參應審慎。蓋世俗見發熱用參。必惶惑不敢服。喻嘉言盛稱此方。謂其於虛體感冒之候。汪訒庵謂人參與蒼术、姜桂同用是補法。與羌獨柴前同用是汗法。畢竟初病未必定須乎參。冬月發熱惡寒甚者。越婢、陽旦選用。須以無汗有汗分之。越婢中有麻黃石羔。無汗壯熱者宜之。陽旦即桂枝湯。發熱惡寒有汗者宜之。此屬傷寒正候。發熱宜必完湯須以熱壯熱口渴煩躁為條件裏証發熱與半表半裏發熱所選諸方加減出入尚無関大要至於表裏証夾雜表証多加羌活裏証多加大黃半表半裏証多加柴胡或諸証俱見則諸藥全用三消飲為主則求其當畢竟病有主從証有緩急輕重當審其所主急其所急可汗汗之可下下之模稜兩可表裏混治無有不僨事者入後論虛熱一段大致可以為訓虛而發熱病最難治若恣用汗清下法必致敗事此當於事先審慎若必待汗之下之清之後身痛舌燥煩燥更甚然後知為虛熱則已遲矣

◎

惡寒　温証惡寒與風寒暑濕諸証不同諸証惡寒無時不

遏

[redacted] 一百零三

甚溫証惡寒有時而甚惡寒之後少發熱既熱則不復寒非若諸証惡寒發熱之相兼也溫証惡寒傳裏之後少在表之時多。在表者惡寒輕於發熱。在半表裏者寒熱往往來如瘧狀。惟裏邪失於攻下。而熱深厥深。反欲擁被向火惡寒而不發熱雖熱亦微甚。則四肢反厥者。此乃溫邪深入遏其陽氣其証似寒。其邪是熱，而在惡寒時。卻最難辨。須於九竅察之。如目大小皆赤鼻孔乾唇紅舌苔焦黑燥。耳鳴或聾小便黃赤澀痛大便鞕結或稀黃極臭或鮮紅酸心下並少腹有痛。不可按處。此皆邪深遏陽之象。以通鬱為主達原飲三承氣大柴胡湯還用少使裏氣通而鬱陽發反大熱而煩渴其病乃邇經余所見温証不下數千裏証惡寒者百僅一二即有四肢逆厥瓜四青紫者詢其所苦亦不惡寒故曰傳裏之後少有至若本係温邪熱証因其人平素虚損衰老及大病之後或過用寒涼攻伐至汗出不止嘔利俱作四肢微厥六脉細濇而惡寒者為陽虚當以參芪苓术為主寸脉微佐以升柴尺脉微佐以桂附然須知其雖屬陽虚卻從熱証而來其陰必虧用桂附即當兼及味之為護陰之藥此証温補略緩及温補不必到死或過則温補陽雖回而陰竭亦必死此虚

溫病學

証之惡寒不可不審也而又有寒涼太早遂成實証之惡寒者以溫邪方伏於募原未經傳變之時胸膈必多痰滯見煩躁而遽用知羔芩連見作渴而遽用夏冬生地病者自認火証而恣啖西瓜梨蔗冷水太早者皆能抑鬱陽氣壅蔽邪熱熱遏於中下二焦則陽氣不得上升而濕寒此惟以導為痰主。痰滯過則惡寒自止不可用溫藥致熱瘀中下蓄血斑黃而死。不可清涼致冷聚胸膈痞悶呃逆而死宜用草菓檳榔厚朴木香半夏蒼朮萊菔令澤開滯遂水使熱証得見於外然後隨其傳變以施涼解攻利之劑乃有效也此法特救藥誤。若治正為總之風寒以惡寒為重，溫邪以惡寒為輕，故於初起一二日，惡寒不少，治待其重變，傳惡寒自已，與其誤了，毋寧慎之。若誤認惡寒為真寒，而用辛溫發散，病未有不增劇者也。

按此處所論惡寒證，隔首數語，與本書前文所論者頗有出入，應改作風寒諸證，惡寒為時長久；溫證惡寒為時甚短，較為真切。溫證惡寒既罷之後，發熱不復惡寒，不若風寒證惡寒發熱相並作，以此為辨，不致有誤。此辨惡寒證風寒與溫熱之異。至惡寒證之表裏虛實，則尤為可辨也。大致溫熱初起，惡寒雖不甚，見惡寒總

屬表証若病已傳裏絕無有惡寒者矣有之則病情已凶至於目
大小皆赤鼻乾唇紅舌苔黃黑而燥耳鳴或聾小便黃赤澀痛大
便燥結或稀溏極臭色黃或鮮血或心下至少腹有痛不可按處
決不致誤認為表証而誤治至於惡寒之屬陽虛者亦有顯明之
兼証必其人平素虛損衰老或大病之後或過用寒涼攻伐至汗
出不止嘔利俱作四肢微厥六脉濡細為沸亦決不致誤認為表
証也又有屬於誤治者則因溫邪尚未傳裏寒涼太早其弊與惡
醫之者用石斛等甘寒過邪相持病在多日之後而感惡寒亦與
表証之惡寒者大異若論治法亦必須參合其他見証不能但憑

惡寒一證，惟本論云於初起一二日惡寒不必治，待其傳變之惡寒自已，則不免因噎廢食。初起一二日惡寒病在表，不可誤認為真寒而用辛溫發散，其言甚是；若謂不必治，待其傳變，則其言非。惡寒病在表，其病淺，即當荊防羌獨等疏解，弭患無形，由突徙薪，上工所貴，治未病，何況已見惡寒，不治，待其傳變，惡寒雖已，非仁無補於病，抑且任病邪之進行，是豈醫法？至於寒濕過盛，邪熱其勢等於邪陷，所舉草菓、檳榔、厚朴、木香等藥可用，擬酌加柴、葛、升達之藥，使邪熱達表。此處與瘧疾無與，所云以導痰為主，殊不中肯。

寒熱往來

寒熱往來與發熱惡寒異，亦與瘧不同，瘧發有

熱

雖寒熱長短有定，此則寒熱無時，長短無定。至其邪則居少陽半表半裏間，在傳變之初，是由輕而重。始則邪犯少陽，裏氣出於邪拒，故寒熱往來。繼則邪深入裏，而熱多寒少矣。至晝夜壯氣（熱）讝妄煩渴，而其勢日重，在傳變之後，是由重出輕，經過少陽也。其始晝夜壯熱漸減，而為為發熱，有時又減而為寒熱往來，又減而為戰汗，至脉靜身涼則愈，法當象瘧治。至若屢經汗下後，寒熱往來，脉或虛微結代，心或悸動，神或疲倦，形或羸弱，過甚者則當以養陰益氣、助正驅邪為主，清燥養營湯、補中益氣湯是也。

按寒熱往來發作有定時者無論逐日發間日發均為瘧若無定時或一日二三度發或在熱病傳變之初或在傳變之後則非瘧此可辨也方書謂寒熱往來病在半表半裏屬少陽亦誤不能作為滿意之解釋然欲詳為詮解此病理非專篇不能竟西醫籍謂是原蟲侵壞血球之疾從細菌主論內經則謂是風暑濕三氣兼雜之病從營衛立論中西學識絕不能溝通融合本篇不備談病理姑置不論概就實驗方面詳之既云與瘧不同則參瘧治法殊未免當其兼瘧另有一段列論大致分三種曰似瘧曰轉瘧曰兼瘧似瘧者寒熱往來成一日二三次或一次而時無定也溫證初

起多有之轉瘧者溫證讝妄煩渴大劇之後以經大汗大下仍有餘邪不解復作寒熱轉成瘧象也溫證未期多有之兼瘧之證乃寒暑溫邪合病也其證寒熱有常期瘧症全具但熱多寒少且多躁渴擾亂熱勢迅速或更昏憒穢氣觸人為異秋令多有之溫證所以似瘧者因邪氣盤錯於募原欲出表而不能透達欲陷裏而未得空隙故見半表半裏之少陽證也治法以達原飲加柴胡為主溫證所以轉瘧者因汗下後邪氣已衰正氣來復出與邪爭故昔先陽氣獨亢有熱無寒者今則以陰液漸回而寒熱相爭矣在先邪氣充斥晝夜燥熱無休止時者今則邪氣漸退正氣漸復而

寒熱發作有時矣。治法之養正為主，祛邪佐之，小柴胡湯、炙甘草
湯、柴胡四物湯、參胡三白湯，量餘邪之盛衰，視陰陽之盛衰，酌而
用之。至若兼瘧之証，最為難治。吳又可曰：瘧疾二三發或七八發
後，忽然晝夜煩熱，發渴不惡寒，舌上苔刺，心腹痞滿，飲食不進，下
証漸具，此溫邪現，而瘧証隱伏也。以溫証之藥治之則生，瘧疾方藥
治之則劇。治之如法，脉靜身涼，每日或間日寒熱復作有常期者，
溫邪解而瘧邪未盡也，仍以瘧法治之。蓋溫邪本於瘧病，不甚相
遠。溫邪乃濕溫二氣之合，瘧乃風暑濕三氣之合，其邪氣之雜而
不純，橫連募原，是一路。但溫証之溫氣發則為亢陽，故宜下，宜

清之証多耳瘧之暑氣停則為鬱滯故宜宣利之証多耳所以温証初起方用達原飲與瘧之主方用清脾飲藥品亦多相類至其傳變則緩急輕重迥乎不同云云論温証與類瘧証極為詳備惟尚有未齊可得而言者吾人皆知寒熱往來是少陽証瘧疾是邪在少陽經故見寒熱往來証必連想及於瘧字論病之地位相同舉見病機不相同病型亦稍有略也温証之寒熱往來熱退不清楚瘧疾之寒熱往來熱退淨盡此其大別也無論似瘧類瘧兼瘧正瘧無論寒熱往來或一日二三度發或無寒但熱有弛張起伏總是邪正低昂病毒與正氣為敵似瘧在温証初起病毒微正氣

甚。則不傳裏轉瘧。在溫病來期。病毒衰。正氣復。故還出於表。正瘧發作。正氣甚則逐發逐輕。反是病毒甚。則漸發漸重。或轉而如吳又可所言。故治法胥以扶正達邪為主。此小柴胡湯之所以為用廣而有專長也。

按溫熱之主病証候。非僅限於發熱惡寒。即病在傷寒初起。亦鮮不惡寒發熱。徒認現狀。舉足混淆。要惟即其發生同异之分。究根原而細加探討。臨症非確有見地。施治定誤於兩歧。因之不厭煩言。俾學之者知所注意。此外。尚有主証兼証。及其方治。經於伏氣篇中詳加採擇。似覺奧若列眉。茲不復贅。

結論

古之難經溫病熱病概括在五傷寒內，以故前賢多本治傷寒之法治溫病，殆未究極傷寒有廣義狹義之分，附會適多貽誤，未可謂前人治法實足為後人之師。當時亦消精於哲學名家，認脈症以劃斷微茫，診斷立名，自覺頭頭是道。至近代文化開通，思想軼綠新立異經，將溫熱之病另闢一門，是與傷寒之科顯成並峙地位。竊以人身全資營衛，而六氣則本於陰陽，所謂風暑火屬陽，寒燥濕屬陰者，此即六氣之成因。如別在內經，則有勝氣復氣之明文。至感之於人，有由寒外受而傳化為熱，有病熱誤藥而反變為寒，是在司命者臨床確能認識，免至含糊。如混溫病於傷寒或傷寒別在温病外在高明當時卓見淺嘗者應未許妄下定評本科專就陽邪方面立場輯為温病課本然為温為暑為大其名雖異而屬熱之性則同不過即其現象之纖微與熾盛之分耳至温病中間有夾帶時邪者自不能盡行劃出惟未將温疫諸篇參加論列恐其温為時病反與温病之名實未符因是温熱經緯原文不須全行採錄

編者